［德］索菲·海灵格 著

元义，何怡斐 译

源头海灵格
家族系统排列与科学

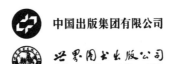

中国出版集团有限公司

世界图书出版公司

北京 广州 上海 西安

图书在版编目（CIP）数据

源头海灵格家族系统排列与科学 /（德）索菲·海灵格著；元义，何怡斐译. — 北京：世界图书出版有限公司北京分公司，2023.5
ISBN 978-7-5232-0360-6

Ⅰ.①源… Ⅱ.①索… ②元… ③何… Ⅲ.①家庭—精神疗法 Ⅳ.①R749.055

中国国家版本馆CIP数据核字（2023）第073203号

Familienstellen und Wissenschaft © 2021 Sophie Hellinger
Bert Hellinger Publications GmbH &Co. KG
Sonnleitstrasse 37
83483 Bischofswiesen
publications@hellinger.com
www.hellinger.com
Simplified Chinese edition © 2023 by Beijing World Publishing Corporation
All rights reserved

书　　名	源头海灵格家族系统排列与科学	
	YUANTOU HAILINGGE JIAZU XITONG PAILIE YU KEXUE	
著　　者	［德］索菲·海灵格	
译　　者	元　义　何怡斐	
责任编辑	詹燕徽	
封面设计	蚂蚁字坊	
出版发行	世界图书出版有限公司北京分公司	
地　　址	北京市东城区朝内大街137号	
邮　　编	100010	
电　　话	010-64038355（发行）　64033507（总编室）	
网　　址	http://www.wpcbj.com.cn	
邮　　箱	wpcbjst@vip.163.com	
销　　售	新华书店	
印　　刷	三河市国英印务有限公司	
开　　本	787mm×1092mm　1/16	
印　　张	21.5	
字　　数	238千字	
版　　次	2023年5月第1版	
印　　次	2023年5月第1次印刷	
版权登记	01-2023-2004	
国际书号	ISBN 978-7-5232-0360-6	
定　　价	69.00元	

Contents **目 录**

源 头 海 灵 格
家族系统排列与科学

第五章
告别基因之力

第六章
蛋白质之力

第七章
环境是关键

第八章
用另一种眼光看疾病、疗愈与健康

Contents

源头海灵格家族系统
排 列 与 科 学

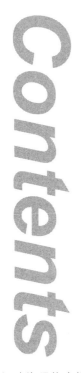

第二十一章
量子物理学讲座与演示

Chap.
One

第一章

海灵格科学

海灵格科学[1]（Hellinger sciencia）是关于我们一切关系的科学。这门科学包含了空间、时间与信息。在它背后起作用的是一种普遍通用的秩序，这种秩序与文化、宗教、肤色、形态、空间、时间无关。换句话说，在海灵格科学所展示出的应用科学中，我们与总信息场域联结。我们在这个工作中将这个总信息场称为量子信息场——它也作为知晓一切的载体存在于每一个最小的单元中。

在这种情境之下，我们与涵盖一切关于"如是（being，也译作存有，在）"的知识场域建立起一种联结。我们在人生中可能会承担的一切，比如从个人到整个家族以及众多祖先，从事业经营到教育以及对各种关系有益、有影响或有害的一切因素也都露出原形，并最终归于平静。

没有人可以靠自己遗世独立，每个人都要有关系作为基础。而每一段关系都被既定的通用秩序所掌控。如果服从这个秩序，关系与爱就能成功；如果违反这个秩序，那么这个几乎涵盖一切的场域给出的回答就是：失败。

1　"海灵格科学"已被德国伯特·海灵格出版公司（Bert Hellinger publications GmbH & Co. KG）注册，海灵格机构及索菲·海灵格女士拥有其独家专用权，他人未经授权不得使用。

源头海灵格家族系统排列与科学

毋庸置疑的是，我们生活在一个全新的时代，并且朝着仍然未知的未来前行。同样毋庸置疑的是，人在不断地变化，一切都在加速、再加速。而这也是每一个个体所需要的。我们从过去得知，所有伟大的认知、发现与发明都曾经永久改变了人类及其行为。其中包括哥白尼革命、印刷术以及蒸汽机、铁路、汽车、飞机的发明等，还包括计算机与互联网——它们建立起全面的网络，触发了人类所经历过的最大变革。

20世纪60年代，电视剧《星际迷航》风靡一时。剧中的柯克司令手腕上戴着一个类似手表的物品，只要他在上面输入一组数字就可以对着它讲话，还能够得到回应——那时候，我们将之视为科幻。但是如今，这科幻的一幕已经成为我们日常的场景。而且我们可以观察到，十几岁的孩子们在使用这些最新技术设备方面，要比五十多岁的人灵活熟练得多。孩子们都已经能够毫不犹豫地在数字设备上按下不同的按键，尝试其效果了；而一个五十多岁的人却还做不到。

普遍联网已成为现实，我们已经无法想象没有互联网的生活。现如今，每个人——只要他真心愿意——都可以查询到某个特定主题的信息并且牢牢掌握它。所有的信息几乎都是公开的，任人获取。只要愿意，谁都可以找到自己问题的答案。所以如今，一名小学生或者中学生关于一门学科所知道的，可能与他的老师一样多，甚至更多。这种无限性在接下来的几年中会得到更多关注。这一方面令人感到害怕，另一方面则反映出通用法则；而我们在源头海灵格家族系统排列中所使用的就是这些法则。没有人能完全独占某一个知识领域。一旦有人在这个场域中有所发现，并对其进行了思考与讨论，那么这个发现就已经属于所有人。每个人都是赤条条来，赤条条去。而个体所发现的信息与结果会被永远储存在量子场域中。

海灵格科学在源头海灵格[1]家族系统排列（Original Hellinger Familienstellen）中所使用的正是这个量子场域。它具有如下特点：

1. 不会因为一些想法、想象和预设来限制排列，因为我们邀请所有隐藏在幕后的事如实呈现，为案主们提供广泛的支持；

2. 通常，在排列中，只是一点点信息就已经超出所需；

3. 完全没有达成某个既定目标的意图，并让自己保持这一状态；

4. 必须放下自己的个人问题以及经验，让自己如同媒介一般进行移动；

5. 精准、不受主观价值影响的观察力是代表们所必备的；

1　"源头海灵格"已被德国伯特·海灵格出版公司（Bert Hellinger publications GmbH & Co. KG）注册，海灵格机构及索菲·海灵格女士拥有其独家专用权，他人未经授权不得使用。

6. 代表们必须抑制自己最初的感受和移动，等到冲动再次出现时才可以付诸行动；

7. 允许所有感觉自由流动，"第七感"就会随之打开；

8. 去聆听，但是不去解读；

9. 去感受，但是不做辨析；

10. 去观察，但是不控制；

11. 没有任何希望获得某个特定结果的想法。

海灵格科学

海灵格科学与常规的自然科学有着不同的定义，是一门全新的科学——以经验为依据的可验证性不再是首要的，而信息才是决定性的因素。这种科学观点已经通过量子物理领域中的新发现被越来越多人所接受。经验论不再重要，信息才是关键。虽然能够找到规律，但它是无法被完全解释、完全知晓和完全证明的。

海灵格科学正是如此：它以生命的基本法则为基础——伯特·海灵格也将其称为爱的序位——约束着所有人。它也是无法解释、无法推导的。虽然它的起因无从知晓，但是它的作用是显而易见和可以验证的。

正因如此，"Hellinger sciencia"（海灵格科学）这一写法应运而生。书写错误与否并不重要。"海灵格科学"是一门新的科学类型，与各种传统意义上的科学均有区别。

Chap.
Two

第二章

伯特·海灵格的
家族系统排列发展史

大约三十五年前，我的丈夫伯特·海灵格首次将家族系统排列展现在公众面前。那时候没有人相信这一方法会颠覆心理疗法并以其独特的工作方式在世界各地大放异彩。墨西哥、哥伦比亚、智利、厄瓜多尔、秘鲁、阿根廷、巴西，还有美国、中国等——世界各地都在使用家族系统排列，而且它已经在多种行业中成为职业培训的一部分。

在该方法的辅助下，数百万人从全新的意识视角来看待自己、伴侣、家族、事业，并借此找到了幸福、成功、健康的人生。因为认知的改变会带来全新的处理方式。

我的丈夫伯特所发展的家族系统排列以及我们两人共同对其进行进一步发展的过程可分为四个主要阶段。我们在每个阶段都在人类与他人建立关系的行为方面探索出了一些前所未有的根本性认知。

第一阶段：20世纪80年代初至2002年

伯特·海灵格实践并演示的是我们所说的传统家族系统排列。他后来如此解释它的流程：

> 当时我所排列的要么是原生家庭，要么是现有家庭。在案主将代表们排列好之后，排列师会询问他们当下的感觉如何，然后

不断对他们进行调整，直到所有人感觉良好为止。通常，如有必要，排列师还会请其他代表加入。比如说，如果所有代表都看向同一个方向，那就意味着他们在看着某个在家族中被排除在外或者被遗忘的人。如果由某人代表这位未知的人物加入排列，排列中的其他人都会松一口气——罪魁祸首现形了。对于这一点，我已经验证过无数遍。这使我清楚地认识到，在系统中存在着一种隐藏的无序，而它会借助排列展现出来。因为一个家族中往往存在着很多问题——也包括疾病——其根源在于，他们曾将一位或者多位家族成员排除在外，比如把一个孩子送人或隐瞒他的存在；这些问题也有可能与战争或其他政治事件相关。

在排列的过程中或者排列结束的时候，排列师会询问所有代表当下感觉如何，然后询问案主同样的问题。通常，案主会对结果感到十分惊愕，因为这与他自己所预设的完全不同。在此类排列中，首先涉及的是原生家庭与现有家庭，主要以伴侣二人和他们的孩子们为中心，而大多数问题都会与他们的原生家庭有关。焦点就局限在这两个家庭的范围内。

当时，人们的观点还停留在"必须掌握足够的信息材料才能够进行排列"上。有些排列师甚至直到今天，还要在现场或者排列前就制作出案主的族谱。而我们的发现恰恰与之相反：作为排列师，我了解得越多，我的操作空间就越狭窄。这种感觉就像还有未完成的任务——这种掌握过多信息的做法使能量受到局限，导致信息场无法全方位打开。在很长一段时间里，这种类型的家族系统排列在心理疗法中都属于开创性的，并且极其成功——直到我发现一切完全不是这样，一切远不止于此。

伯特的工作在疗愈法领域掀起了一场真正的革命。常常有上千名治疗师参加他的工作坊。他的工作完完全全颠覆了之前的思考模式与方式方法——就像一场大地震。

很多人大受鼓舞，加入了他的行列，向他学习。他在很长一段时间里都是心理学界掌握"绝对"秘诀的人。大批的精神科医生、心理医生以及治疗师如朝圣一般前来向他讨教。而那些重视自我提升的人会一次又一次地来向他学习。当然也有一些人因此被激怒——一切新生事物都免不了如此。对于伯特·海灵格在每场排列结束后所说的那些话以及他的方式方法，这种新生事物，有些人发自内心地接纳了。伯特坚定不移的信念是："我只为一位案主进行了一场排列，结束以后我就不再关心他，因为他已经不是小孩子了。"

批评者们经常担心案主无法自己处理好排列中呈现出来的情况，因此他们认为案主们必须受到进一步的支持、引导、陪伴与照顾，即"治疗"。

然而伯特·海灵格本就是一名精神分析师，根据自己的经验，他对此持有完全不同的看法：当隐藏的秘密被揭露或者真相水落石出的时候，通过联结以及在当下找到自己正确的位置，一个人就会完全掌握自己的力量，并且感到自己是自由而且强大的。真心想解决问题的人肯定会采取行动。案主每一次对过去的回忆和追问，都会使他退化

第三阶段：2006年底至2016年

灵性家族系统排列，即"与灵同行"是我大约从2006年底开始实践的。这一次的进一步发展带来了很多关于灵魂与灵性的新认知，而最重要的就是关于良知界限的新洞见。它所提出的旧洞见和新洞见适用于所有关系，其范围远远超出我们个人与家族。

与传统家族系统排列不同，在灵性家族系统排列中，排列师只需从案主那里获得极少的信息即可，但他必须在帮助他人解决人生问题或照管他人方面具备数十年的丰厚经验。排列师与伟大的灵性场域联结，然后自己根据直觉选出各位代表——而不是由案主来挑选。排列师的态度是很重要的因素。代表们会得到提示：他们可以允许自己的理智盘旋，但不要听从理智。也就是说，把自己和周围的一切都忘掉，并且等待，直至他们无法抗拒地被支配着进行移动。代表们跟随这种内在移动的冲动，开始非常缓慢地移动，并且应该检验接下来每一个移动的状态。排列师几乎不会干预场内发生的事。

有的时候，排列师会将某个缺少的代表加进去；或者当某个代表无法集中精神、带有其个人意图或者带入其个人问题时，他会换掉该代表。最后，排列师会请案主本人进入排列。这种排列可能会一直"悬而未决"或者看起来"未完全完成"，然而这股动力会在场域和灵魂中继续发挥作用，长达数年。排列师决定何时终止排列。

家族系统排列效果研究

心理学家盖尔特·霍普纳（Gert Höppner）在其2001年发表的名为《谦逊能疗愈命运的安排吗？伯特·海灵格家族系统排列效果研究》的博士论文中对这些排列的效果进行了研究。他替我的丈夫伯特条理分明地总结了排列的结果：

> 四个月后的随访与十年后的随访结果相差无几！对案主而言，在拓展具体改变人生的可能性之前，应首先改变自己的观念，也就是找到自己人生的意义以及理解自己的生命，这才是最重要的。

大多数进行过家族系统排列的案主称，排列所带来的改变一直持续到当下。距其参加最后一次家族系统排列已经时隔十年之久的案主们大多也给出了同样的说法。

家族系统排列的具体效果之一是，约40%的案主称，通过家族系统排列，他们在工作方面的情况有所改善。有55%的案主事先肯定了家族系统排列的某些基本假设。尽管有24%的人对此极为反对，但仍有75%的人对排列过程有着积极正面的体验；60%的人在家族系统排列的推动下在社交方面发生了改变，68%的人因为家族系统排列而在认知和情感层面发生了改变。也就是说，"相信它"并不是家族系统排列奏效的最主要前提。

（一）心理和生理预诊断相关结果：

1. 从案主角度讲，有35%的人情况有所改善。

2. 从诊断角度讲，有40%的心理诊断结果有改善。

3. 预诊断报告为"心理边缘化"的案主在某些问题上的回答并不是很正面，因此从排列中获益并对整个过程有正面评价的人数并没有明显超过没怎么获益及对过程持怀疑态度的人数。

4. 绝大多数有门诊或住院治疗经历的案主认为，家族系统排列和之前的疗法相比"帮助更大"。

（二）社会群体相关结果：

1. 案主对自己内心和社会心理状态的评述是其在家族系统排列中最重要的受益程度指标。

2. 家族系统排列的过程和事后对整个过程的吸收质量在很大程度上取决于案主的内心和社会心理状态。

3. 家族系统排列对于所有年龄段的人群来说，都是一次强烈地体验自我的机会，大大提升了做出改变的可能性。尽管年轻的案主群体比白发苍苍的案主们获益更大，但是案主获益的程度并不直接取决于年龄。

4. 案主受教育的程度与其在家族系统排列中的受益程度没有直接

关系。可以说，受益于这一方法的可能性与案主受过什么教育没有太大关系。

5. 我们无法通过汇总内心和社会方面的压力因素，制作出一个清单，用于锁定某个人群，然后说这些人的压力如此之大，以至于无法从家族系统排列中获益。压力因素的叠加不会影响家族系统排列的体验和吸收程度。

（三）性别差异的相关结果：

1. 虽然在许多方面都存在着差异，但是总的来说，男性与女性从家族系统排列中获得的益处是差不多的。

2. 通过家族系统排列产生的变化在女性身上持续的时间明显要比男性长久。

3. 如果伴侣二人都进行了家族系统排列，伴侣关系所得到的益处显而易见。相比于有伴侣、但是只身来参加工作坊的案主们，那些二人先后进行了家族系统排列的伴侣们在回答随访问题时都给出了更为积极的反馈。

4. 从某些特殊方面来讲，男性在伴侣排列中获益更多。

（四）排列处理方面的相关结果：

1. 家族系统排列效果评估并没有反映出从"爱的序位"到"灵魂的移动"过程中人们期待方面的变化。

2. 总的来说，仅排列现有家庭系统的人与仅排列原生家庭系统的人收获的益处是一样多的。

3. 仅排列现有系统的人与仅排列原生家庭系统的人相比，在其孩子和兄弟姐妹方面收获的益处更多。除此之外，他们明显感觉到在自己的议题中能更好地被接受。

4. 进行过数次家族系统排列的人群比仅进行过一次家族系统排列的人群受益的平均值稍高。

5. 已经经历过一次排列并且在此次排列中只是部分成功或没有成功移动起来的案主群体受益虽少，但比没有此类经历的案主群体受益略多。看来"允许它运作起来！"这句话并不是廉价的安慰。

第四阶段：2016年底至今

自2016 年底开始，主要由我发展出来的、伯特仅与我实践的工作，被我们称为"源头海灵格家族系统排列"。如今，海灵格学校只传承这种类型的家族系统排列，它包含在生命之源（cosmic power）教育的内容中。显然，如今在源头海灵格家族系统排列中，代表们与排列师们受到一股更强大的力量支配，并在其引领下进行场域疗愈。这股力量一方面超前于时间，另一方面则完全不受时间束缚，却又符合时间的特质。

1. 他们被带往何处？

远远超越一切记忆与想象，那些因未知原因没有联结或被分离的人们得以重聚。一股更大的、超乎想象的力量正在家族的场域、祖先的场域乃至量子场域中运作着。这是一股爱的力量——它能抹去所有的分离与想象；它是安宁与爱的移动。

2. 它具体是什么呢？

在这里，我们通常非常在意的善恶之分不再适用，不再有立足之地。排列是贴近生命并且包罗万象的，它同时超越时间与空间——它是量子的。我们迄今为止在心理疗法中所预期的一切已不再重要；我们所有出于好的良知、好的意愿、好的意图而要达成的一切也不再重要。所有这一切的发生，与我们正常的想象、想法与期待以及我们的惯性思维都毫无关系。

在源头海灵格家族系统排列中，排列如同受到一只灵性之手的引导，被一股更大的力量所驱使——在现场所有人的注视之下进行着——既不需要详细的信息，也没有外力的干预。如同有一只无形之手引导着我们，将祖先们遗留的或自己之前的经历所造成的失序重新转化成一个整体。场中落针可闻，每个人屏息凝神。排列就像一个适用于所有人且清晰的启示，仿佛受到了另一些未知法则的干预。代表们与排列师在强大力量的影响下做出各种行为——从未想过的解决方案会自动呈现出来，而且是那么理所当然。排列场上的人会经常更换身份。全然聚精会神的排列师身处在一个完全特殊的感知场域中，也就是允许现象引导自己。他能够在第一时间感受到身份的变化。

而被隐藏的、无法想象的、令人恐惧的以及被深深压抑的一切都会浮出水面，要求甚至索取得到解脱和承认。在这里，一切都是完完全全开放的，没有成功的强制要求，却有着全新的思维方式和应对困境的方法。每一个怀有这种态度的人，都能接入信息场域。实际上，排列比无线网络连接的范围更广。而你就是那台设备——注意力集中、不带任何价值判断的观察让你保持在线。排列后的解释是多余的。每个人都会体验到对自己至关重要的东西，在获得平静的同时惊讶不已。因此，在排列后，他们的行为方式不可能不发生改变。一个疗愈的场域降临在所有人身上，让人说不出话来。疗愈只可体验，而无法真正被解释。它的钥匙就在我们每个人的心里，而不是头脑里。

3. 此前的家族系统排列会怎么样？

它仍然保有它的价值并能继续发挥作用——当然，是在比较狭义的范围内。同时我们不能忘记，新的源头海灵格家族系统排列作为一个场域，早已从东方延伸到西方——所有人都有意无意地参与其中。总的来说，它已经超越了之前的家族系统排列。进入某个更大未知领域的排列师和参与者的人数越多——且每个人都用敞开的态度在源头中学习——这种超越的速度就会越快。所有人都让自己参与到移动中去——这已经超越了他们个人的兴趣利益——并臣服于宇宙内人们所知晓的一切场域。这里只有一个再明显不过的要求：自我成长的愿望。

4. 此前的家族系统排列的局限在哪里？

它的局限在于内在对自由和自我意识的概念——认为一个外人会知道并掌握着自己问题的解决方法，却完全没有考虑到世界上不存在两个一模一样的人，也不存在两件一模一样的事。每个人和他的问题都是独一无二的，如同指纹一般，即便有极为相似者也找不到完全一样的。然而，还有一些共同法则存在于幕后，等待着人们去认识它，应用它。每个人都可以去尝试它，体验它。

5. 参与者们会从中失去什么吗？

不，参与者们只会有收获。源头海灵格家族系统排列再次把握了时代的脉搏。我们今天的座右铭是：彼此联结，而非针锋相对。结果是：在一起，我们就更大、更强。我们欢迎每一个人，期待每一个人的加入。

现状

2018年，九十三岁的伯特·海灵格在一次交通事故后退出公众的视野，由我接管他的事业以及所有相关工作。对于将他毕生的事业交在我手中一事，他公开解释道：

> 我知道，索菲会将家族系统排列带入一个新的维度，造福这个世界上所有的人。只有她具备这种能力，具备这种力量、远见与爱，来承接这一使命以及我毕生的心血，并为所有对此感兴趣的人铺好道路。很多人在很久之前就已经注意到，我不再是那个引导的人；我在跟着她走，而且我很乐意跟着她走。从现在起，我与你们身处同一个场域，跟随索菲的新经验进行思考与对话。我在如此高龄之时仍然具备这样的能力，仍然能够亲身去体验、陪伴以及支持一切——这是一种恩赐。

> 看到我的认知、我的投入和我的工作给全世界已经带来、并且还在继续带来的伟大成果，我感到很幸福。我在看，在感受：这些并不是徒劳的。请放心，索菲是照顾你们的最佳人选。我已竭尽全力——无论是家族系统排列、系统教育学、系统法学，还

是商业管理领域，尤其是健康领域及生命之源——各个方面，皆是如此。索菲勤奋好学，她接受过非常好的指导，与这一工作有着非常好的联结，并且致力于此。她也是一个完整的女人。在我决定由她来接手的时候，就在她身上看到了所有这些能力。自愿？我必须这样！我们在同一个领域中面对艰难挑战，不断成长，风雨同舟了二十五年。我必须这样做！源头海灵格家族系统排列已经茁壮成长，发展壮大。这对人类来说明显是本质的东西。

因此，我在我们更深层次的联结中向你们呼吁：一直在这条道路上前进，像我一样几乎不停歇，好让你们在你们的生命以及所有随之而来的情形中拥有区分原件与复制品的能力。因为生命永远在前进，永不停歇。

源头海灵格家族系统排列的科学维度

现代科学已经囊括了场域的作用，特别是表观遗传学。现在，场域的存在已经被证实，我们必须勇敢大胆地在排列中对其进行尝试。科学已经肯定了场域的作用，而我们在此之前就知道它是正确的。回想起来，一切如此清晰，如此理所当然。然而在当时，没有人知道它会走向哪里。我们曾领先数十年。

过去曾有为数不多的一些人发出了批判家族系统排列的声音，不过他们大多是那些从未亲身在我们这里体验家族系统排列的人，而他们所凭借的只是自己的主观推断。不过这种声音如今越来越少了。别的先不提，现在几乎没有哪个职业是不把家族系统排列列入培训计划的。主要的批判观点是：家族系统排列的有效性并没有科学方面的证明。我们知道，家族系统排列不具备重复性，因此在传统观念中不具备科学性。它永远都是一次性的，所以其有效性无法通过所谓的"根据经验进行的一系列实验"来证明。人们尤为质疑的是，家族系统排列的解决方法对于发生在无意识的良知层面的纠缠与转移是否具有疗愈作用。

就连排列师经常让案主说出的解决语句也被吹毛求疵。它们本是用于引导案主的——让他们在对家族成员和自身生命的看法与方式上产生可以感知的或不可感知的改变。各行各业的批评者们却认为，这些句子是独裁专制的表现，并不能用于中断个人模式，也非生活与健康的辅助工具。因为在其他治疗方式中存在一种基本观念，即一个人必须接受一系列循序渐进的治疗才行。这意味着五百个小时的治疗。

表观遗传学

在表观遗传学、生物化学、细胞生物学和量子物理学中最前沿的科学认知面前，这些抨击家族系统排列的论点显得荒谬可笑，不值一提。与此同时，这些最前沿的认知证实了源头海灵格家族系统排列的背景和爱的序位，进而证实了它操作方式的正确性以及所产生的影响。

因此，对我来说，将这些全新的科学认知以及它们与源头海灵格家族系统排列的横向联结交织呈现在大众面前并得到他们的认可，是一件很特别的事。其中最核心的认知是，细胞并不是通过基因，而是通过它周围的物质和能量状况——也就是它的环境——被决定的。具体来说，每一个细胞里的各种生命机制都在对环境进行着感知——对于每一个拥有大约五十万亿细胞的个体来说，都是如此。觉察、感觉与理解力起着特殊的功能，人们能够借助它们从各种不同的角度对图像进行接收、处理以及考量自身的环境。

每个细胞的构建——从生理学方面和行为方面来看——都可以被想象成一个小人，它有着自己的意识，有着自己的免疫系统与新陈代谢，也有着自己的生与死。

　　表观遗传学先锋、美国发育生物学家、干细胞研究学者布鲁斯·立顿（Bruce Lipton）发现，细胞的表皮与人类皮肤十分相似。就是说，细胞的表皮不仅是内在物质的边界，还具有感知环境的能力。人基本上是以细胞为范本被创造出来的。细胞具有视觉、嗅觉、听觉、味觉以及其他方面的感受器——当然，都是微型的。因此，布鲁斯·立顿视细胞为一种敏感的生命体：它会饿，会根据周围的环境后退、静止或者前进。

　　每个细胞都具备人体所具有的每一个功能：消化、呼吸、神经的张弛、繁殖，甚至免疫。基于细胞对环境的感知，环境在改变着细胞的生命。如果将细胞放入皮氏培养皿和有害细菌培养基中，它们就会死亡；一旦将之转移到能滋养细胞的培养基中，它们就会再次迅速兴旺地繁殖起来。

　　来自奥地利的医学家、科学家哈拉德·奥特（Harald Ott）的研究表明，环境在极大程度上影响着单个细胞的发育。他与他的同事在位于波士顿麻省总医院的一间实验室里进行器官细胞培养。这就如同奇迹一般：他本质上是在尝试培养生命，战胜自然。他让心脏跳动，激活肺，培养肾。他做这一切时带着一个希望——或者，从他的理解角度来说，他坚信——这些人体器官终有一天能够用于移植。实际上，哈拉德·奥特正在重新创造移植医学。

　　美国约有十二万人正在等待器官捐赠，德国则超过了一万人。哈拉德·奥特希望未来能够通过用患者自己的细胞造出肺或者心脏，来解决这一问题。尽管世界各地的科学家们都在实验室中制造着各个人体部位，但还没有人像奥特一样敢于制造心脏这类极具复杂性的人体器官。

通过3D打印机用细胞组成的墨水打印出这些人体部位的最外层，并在皮氏培养皿中培养出肌纤维，这样便能制造出人体的替代部分。这些人体部位的构造和功能形式相比之下很简单，而心脏是一个拳头大小、结构复杂的带腔器官，位于胸骨后方的肺叶之间。它的功能相当于一台每日在血液循环系统中输送数千升血液的抽吸泵。心脏是大自然的一件艺术品，它每分钟向全身输送大约五升血液，为我们所有的器官、肌肉和细胞提供氧气与能量。

按照哈拉德·奥特的说法，将来任何人都无须久等就能得到某个器官，包括心脏。到那时，只要在来源于人类捐赠者甚至来源于猪的心脏中加入患者的细胞以及DNA就可以避免排异反应了。到目前为止，在动物身上进行的移植已有成功案例。

哈拉德·奥特工作的关键在于，他并没有重新制作一个器官，而是进行了所谓的回收利用。他以捐赠者的心脏为基础，注入新的东西。他用注射器将新鲜的细胞注入曾经是肌肉组织的空腔中，并用一部机器为心脏提供氧气，以便让心脏自行重建，直至它甚至能够输送血液。

他连续几个月用一种营养液来培养新鲜细胞。显微镜下显示出的结果是，一大团心肌细胞在皮氏培养皿中持续收缩-舒张，同步抽动。一段时间后，它们会被注入捐赠的心脏内，然后会在那里安顿下来，长成一块不断收缩的肌肉。多数情况下，细胞会在数小时后完全安家落户。而这一切以最直观的方式表明了细胞就是起源，是人类最小的生命单位。它的天性包括了成长、适应环境以及对外在刺激做出反应。人是数万亿细胞的产物——它们，就是生命。

奥特的同事们已经成功将培养出来的肺叶移植到猪体内，将心脏移植到大鼠体内。他们已经处理过八十多个人类心脏，并成功使心肌组织进行收缩-舒张。这团心肌组织能够传导电信号、在左心室内产生可测量的压力、表现出新陈代谢活性，并且能够存活。这些心脏大多会在两周后被解剖并加以分析，因为研究人员还有很多东西尚未完全了解。

想到每个人都是由大约五十万亿个细胞组成的，我们就无法再将人看成一个单独的生命体。不如说，人是由很多个单独生命体——也就是细胞——组成的一个共同体。相应地，一个人会在积极的环境中发展，在消极的环境中萎靡。这种观点对于理解健康与活力的本质至关重要：我们必须放眼细胞之外，而非细胞之内。

家族作为周边环境，能够改变那些从家族和童年中承接观念的人。通过环境的改变，一个人就能够成为他自己人生、自己世界的强大创造者，而不再是受害者。这些新的科学发现终结了人们长久以来所相信的基因的遗传因素，人们曾认为基因不仅决定了我们的身体特征，也决定了我们的情绪和行为。而今天，这种观点已经过时——事实证明它是错的。也就是说，整个人类都是生机勃勃的，其内在暗含无尽的记忆。

表观遗传学这门科学让我们改变了对如何掌控自己生命的理解。

因为这门科学，人们有了革命性的发现，那就是基因中的DNA（脱氧核糖核酸）在我们出生的那一刻还没有完全固定下来。也就是说，并不是基因决定了我们的命运——环境（包括饮食、压力等方面）的影响，尤其是我们的思想、感觉与处事方式，能够在某种情况下改变并控制我们的基因，而不受遗传基础成分的限制。表观遗传学家们研究发现，这种改变，以及其他特别重大的影响深远的事件也可能遗传给后代。

　　然而，所有这些可遗传的改变并不会强加在每一个人身上。因为，"只有物理分子才能影响细胞"的假设已经失效了。我们家族系统排列师特别关注这一点。科学家们已经认识到，生物行为也会受到诸如感觉和思想等无形力量的控制。如今，人们所持有的思维方式必须被改写。多少代人遗传下来的创伤，可以通过个体自身的思想以及与之相关联的信念——积极正向的、全新的人生观——和处事方法来改写，甚至清除。至少，我们可以就此告别自己对父母的指责。我们应认知到，他们已经根据当时所具备的条件尽可能地给予了我们支持和养育，而且我们从他们那里获得了生命。他们把生命给了我们——从这层意义上来说，他们所做的一切都是正确的。

　　源头海灵格家族系统排列正是在这一点上对症下药。它主要通过解开家族内部的纠缠、认识并应用"爱的序位"这一基本生命法则来工作。这些家族内部纠缠对无意识的良知层面产生的影响对每个人来说都是相同的。然而，解开纠缠需要有自己完全个性化的处理过程。这一切让每个人都有机会获得一种全新的人生观，对生命有一种全新的、有疗愈意义的感受，甚至获得新的更好的健康状态，或者恢复原本健康的状态。因为每个人在源头海灵格家族系统排列中所获得的认知与体验会对他的每一个细胞产生影响。而一场排列的结果也会影响新陈代谢和免疫系统，进而影响整个身体、整个人。

可以说，一个人是约五十万亿住户共居的一个集合体。起到决定性作用的是所有细胞每时每刻都在倾听、共情、回应那些带着包容而非排斥的信息。这又会把人带入一个更幸福、更成功并且充满疗愈性的人生。在下文中，我将阐述这种作用如何给人生的不同领域带来改变，以及这些改变又如何通过最前沿的科学发现得以印证。这会带你进入源头海灵格家族系统排列的新维度，让你从另一个角度看待自己的生命。

我很高兴，能够在这个时代与很多人在这条道路上同行。我很高兴，可以把我的经验传递出去。由此，我或许能为如今的甚至是将来的孩子们铺出一条新的道路——尤其是在海灵格应用教育学中。

Chap.
Three

第三章

形态场——
鲁珀特·谢尔德雷克
访谈

英国生物学家鲁珀特·谢尔德雷克（Rupert Sheldrake）被认为是形态场领域的领军人。他与我的丈夫伯特·海灵格多次会面，交流场域方面的概念。我们的同事西蒙尼·阿罗霍（Simone Arrojuo）代表海灵格学校对他进行了如下采访。

西蒙尼·阿罗霍：您是怎么认识伯特·海灵格以及家族系统排列的？

鲁珀特·谢尔德雷克：有一些朋友邀请我和我太太参加了一场在伦敦举办的工作坊。他们说这个课程是由一个名叫伯特·海灵格的德国人举办的，他是个很有意思的人。在工作坊里，海灵格进行了几场排列，让我叹为观止。在此之前，我从来没听说过这个东西。工作坊开始也就过了一个小时左右，我就在想，这就好像是形态场在我眼前上演啊！我真的能够看到家族的场域，看到这一切如何相互作用，又如何改变。我对工作坊的主办方说，我很想见一见伯特·海灵格，我一定要跟他聊一聊我所看到的东西。主办方回答我说，"他也在想一定要跟你见一面，因为他读过你关于形态场的大作"。这次的会面真的让我心潮澎湃。很明显，他的方法和我一直谈论的内容有诸多重叠之处。之后，伯特·海灵格在伦敦期间，我们又见了好几次面。在我所知道的所有治疗体系当中，家族系统排列与我的工作之间的联系是最紧密的。

西蒙尼·阿罗霍：伯特·海灵格提到了爱的序位有三个秩序，并将之称作生命的基本法则。爱的序位的第一个秩序就是归属的权利。每个人都有权归属于他的家族系统，任何人都不可以或者不允许被排除在外。您在自然界中有没有见过与这个法则相关的情形呢？

鲁珀特·谢尔德雷克：在动物世界中，很可能存在一条普遍的规则，就是所有的动物都是其中的一分子。当然我们必须考虑到，动物一胎生出来的七只或者八只幼崽中，平均只有两只可以成活。这已经足够保持该动物数量的稳定。在之前的几个世纪中，人类婴儿的死亡率也很高。

此外，在一些文化当中还出现过一些扭曲的普遍现象，比如重男轻女的问题。如今，凭借科技手段我们在孩子出生前很早就能辨认出其性别，因此，在重男轻女的文化中，女胎通常会被堕掉。事到如今，男孩和女孩之间的性别比例存在很大失衡。在印度北部旁遮普邦出生的男孩比女孩多得多——以前，无法通过测试识别受精卵性别的时候，女孩们在出生后立刻会被杀死。古希腊的斯巴达人甚至会在深更半夜将婴儿一个人遗弃在外。强者生，弱者死。这是物竞天择的一种形式。

显然，父母的序位在首也是大自然中一条普遍的法则。我们可以想一下筑巢的鸟——它们生下蛋，孵出小鸟，喂养它们。小鸟长大后离开，去过它们自己的生活，或者留在这个族群中。有几种鸟喜欢团结在一起，保持成群结队。在每一个我们能够想象得出的情形中，父母的地位显然都是处于首位的。小鸟们在等级当中地位比较低。当然，在很多动物社会中，父母的寿命并不是很长。

而人类如今由于寿命大大延长，出现了不同的情形。现在的孩子有很多都要眼睁睁看着他们的父母日渐衰老，看着他们失去记忆，看着他们如同婴儿一样必须穿上纸尿裤，看着他们完全茫然无助。在这种状况下，角色发生了对调。无论孩子们愿意与否，他们都必须照顾父母。

西蒙尼·阿罗霍：有的时候，我们在家族系统排列中看到儿子认为他比父亲强大。他就站在家族等级的顶端——家族等级秩序是伯特·海灵格在爱的序位的第二个秩序中定义过的。儿子有时候还会在内在对他的父亲说，"我替你死"；或者他会想，"我的父亲再没什么能给我的了，因为他很弱小。但是我可以给他一些什么"。您是怎么看待这类情况的？

鲁珀特·谢尔德雷克：我不认为这里有某个绝对的规则存在。情况与儿子的年龄有很大关系。以战争为例，战争是由年轻的男人们而不是他们的父亲参与的。年轻人自愿赴死，他们用这种方法来保护他们的父母、他们的家族、他们的国家。如果我们看一下20世纪的欧洲历史就会看到，在两次世界大战中，有两三千万人失去生命。这些死于战争的人几乎都是年轻的男性，而且他们都是自愿参战的。他们一部分是为了自己的国家而战，一部分是为了家园而战，还有一部分是为了他们的父母而战——他们要保卫自己的父母。在某些情形下，儿子到了一定的年龄就会比他的父母更强大。而实际上父母也希望儿子来保护自己。因此在军事冲突或者战斗发生时，按照人类社会的传统，重担就会落在年轻的男子身上。

西蒙尼·阿罗霍：爱的序位的第三个秩序就是施与受的平衡。自然界中有没有这样的秩序？

鲁珀特·谢尔德雷克：整个自然界都以交换为基础。动物以植物为食，大动物以小动物为食；死去的动物会腐烂，进而令土壤肥沃。整个大自然就是一套交换与生命循环的系统。当然，大自然中还存在另外一面——只接受，不付出。蚊子吸我的血时并没有对我付出多少，但是它们从我这里索取，而我不喜欢这样。还有一些疾病，如植物霉菌病，病原体会感染并杀死植物；还有生活在我们的肠道里的寄生虫，它们以我们肠道内的物质为食。我们还可以找到很多这样的例子。还有一种关系形式是互利共生，也就是两种不同的生物相互作用，相依生存，比如白蚁与鞭毛虫，蜜蜂与花朵。为了进行交换而共生的例子有很多，但这种规则并不是不可回避的。

在人类社会中的成年人之间则是另一番情形。如果我们给某个人送了份礼物，就会期待他有所回馈。这是一种交换系统。人类学家们对不同文化中存在的这一现象进行了研究。有些人会拒绝接受礼物，因为他们想避开回馈的责任。慈善机构负责营销的人员甚至会利用这一点。他们会在请求为机构捐款的信中附上一支小小的圆珠笔。因为他们发现，如果先付出一点儿东西，就会更容易获得一些回馈。其实这体现了人类社会的一条基本法则。人与人之间必须存在一种双向交换的流动。我认为这既是一种理想的行为模式，也是一种正常的行为模式。然而在大自然中，有一些生物会作弊——寄生虫和各种病毒在现实中都存在。

西蒙尼·阿罗霍：您对形态场进行了很多研究。家族中有没有形态发生场存在呢？

鲁珀特·谢尔德雷克：我所说的是家族形态场，而不是家族形态发生场。"形态发生"更多是指形状或者身体的构建；"形态"也就是指植物或者生物身体的形状，它是一个大概念，与社会场域相关。家族就是一个这样的社会单位。包含在一个更大的单位中的每个人共同组成一个社会场域。所有的社交动物都有自己的社会群体形态场。鸟群、狼群、白蚁群落、蜂巢，等等——所有这些社会群体都有自己的形态场。家族并不是唯一的社会群体。一个足球队也是一个社会群体，而且我认为它也有一个形态场。足球队中的每一个人都扮演着不同的角色，大家共同组成了这个队伍，并作为团队一起工作。一个完整的国家具有一个形态场；一个完整的社会团体也具有一个形态场。

形态场也有不同的级别，每个形态场都处于整个自然界的等级秩序内。在大多数社会中，最基础的单位就是家庭，它是最小的形态场。然而家庭被包含在一个更大的社会团体中，数个大社会团体又属于一个更大的地区，而这个地区又处于某个民族、某个国家之中。形态场的每一个等级都有比它更高的等级。每个个体都隶属于多个不同的社会场域，谁都不例外——我属于我的家庭，我每天与我的妻子和孩子们互动；然后我还有侄子、侄女、兄弟、兄弟的妻子等，有一个更大的家族，只是相比我的核心家庭来说，我较少在大家族中与他人互动。

另外我还属于各种社会团体、职业协会等——比如各种科学组织——它们又都有自己的形态场。这些社会性组织中的每一个都有不同的组织法则。如果我加入了一个足球队，那么我必须遵守这个足球队的规定；如果在家里，我会遵守家族场域的规定、期待和习惯；如果我加入了某个组织，我会遵守这个组织的规定。每一种社会场域都会将其规定的义务还有它期待人们能达成的条件、标准及模式等施加于人。人们会对整体场域做出反应。他们只是去感受这个场域是什么，感受它对在场的人们有什么期待。

如果整个鸟群向一个方向转弯，那么每一只鸟都会对整体场域做出相应的反应。它们不用思考，只是简单地做出反应。同样地，我认为我们每个人都会受到自己所处的每一个领域的影响。伯特·海灵格在社会场域方面有一个很大的发现，那就是我们所感受到的良知会告诉我们，我们应该做什么、什么是正确的或者错误的。在大多数社会性群体中，良知与这个群体的结构有关，而与最高道德层面关于是非对错的重大伦理问题无关。

每个社会性群体都有自己的良知形态。在家族中，我们有义务关心、照料其他的家族成员。如果我们是某个以团伙盗窃为生的家族的成员，那么我们的责任就是照顾其他犯罪的团伙成员，并且尽力实施犯罪——即使这种做法从道德、法律角度来讲并不正确，但对于这个团体而言却是正确的。如果成为某个团体的一员，就要承担一定的责任。因此我们会根据自己所隶属的不同团体而具有不同的良知。而且这是我们所有人都会经历的，因为我们是很多不同群体中的一员，而每个群体都有不同的社会性规范和期待。

西蒙尼·阿罗霍：形态场是由什么组成的？

鲁珀特·谢尔德雷克：这在科学上是一个非常深奥的问题。当英国实验物理学家迈克尔·法拉第（Michael Faraday）在19世纪30年代首次提出"电场"和"磁场"的概念时，大家都问，"它们是由什么组成的"。法拉第回答"我不知道"。他说有两种可能性存在。一种是这种场域由空间组成，是空间内的一种模型。他称其为纯空间的改变。另外一种可能性是这种场域由更微小的物质——一种不同寻常、非常轻盈的微小物质——"以太"组成。英国物理学家詹姆斯·克拉克·麦克斯韦（James Clerk Maxwell）于19世纪60年代在他世界闻名的电磁方程中，发展出一套与以太相关的电磁场数学理论。他说有一种被称为以太的东西存在，它是看不见也感受不到的，是无形的。但是场域都是由以太结构构成的。后来，阿尔伯特·爱因斯坦（Albert Einstein）于1905年宣称，根本没有以太存在；场域只不过是由场域自己构成的。我现在所说的并不是形态场，而是传统的物理学场域。没有人知道这些常见的物理学场域是由什么组成的。

"是什么构成了形态场"的疑问一直存在。场域将能量组织起来——我的身体内承载着能量，每具身体里都承载着能量，一切内在都承载着能量。但是组织能量的形式和方法、能量在手臂、腿中组织起来的形式和方法是不一样的。能量组织的不同是因为手臂和腿具有不同的形态。能量都是由场域组织起来的，而场域本身并不是能量。

建筑物也是如此。设计师的建筑图纸将一栋建筑物的结构设计出来，但是图纸本身并不是能量。图纸本身构建出的是建筑材料应该如何放置才正确，以及建筑工人应该把材料放置在哪里。能量来自搭建建筑物的建筑工人和机械设备，并非来自图纸。

同样，构成我的身体的能量来自我所摄取的食物；能够让植物生长的能量来自太阳。能量所采取的形态来自组织出它的形态场，因此我们能够区分出具有形状、形态、结构模式和组织的不同场域，以及这些场域所组织出来的能量。这一点同样适用于基础物理学。根据量子物理学，电子或质子可以振动，一个电子是电子场内的一种振动活动模式，一个质子是质子场内的一种振动活动模式。同样的能量可能会成为一个电子也可能会成为一个质子，因为原始能量在宇宙大爆炸中全都变成了不同类型的微粒。能量本身是不具有任何形态或者结构的。同样的阳光照射在巴西的土地上，可能会促成千百万植物物种的生长发育。当能量落在这棵树或者那棵树的树叶上时，它仍是同样的能量——但是它会根据自己落在哪片树叶上而具有不同的形态。

是场域提供了形态——有些人喜欢使用"信息"这个词。我个人会避免使用这个术语，因为技术科学理论——信息理论——研究的是用二进制数位传输信息，也就是通过电话或计算机系统传输信息时所用的比特数位。它是一种技术方面的理论，有技术方面的局限性。它是指将信息传送给人类技术产品的技术性传输。

但是我们没必要使用容易让人混淆的"信息"一词。我们只需要记住"信息"这一术语最原始的意义在于赋予某个东西形态。我更喜欢使用"形态"一词,它的含义要宽泛得多,因此不会让我们陷入技术方面的争执。

西蒙尼·阿罗霍:一个人在哪种场域里面受到的影响最大?是家族场域吗?

鲁珀特·谢尔德雷克:无论我们喜欢与否,我们所有人都无可避免地受到家族场域的影响。在婴儿和幼儿时期,我们必须由其他人来照料;我们无法独立,只能作为一个家庭团体的一分子而生存。对于人类来说,除了长大没有其他道路可以选择。如果没有家庭团体,我们就需要一个替代的环境,比如寄养家庭甚至孤儿院。孤儿院会借助自己的架构来抚养孩子长大成人。我们主要被家族场域所塑造,这体现在我们的习惯以及对他人的情感回应方面。我们可以举几个例子。在上学之前,我们是家族的一员;我们读小学、中学时,一切都以家族场域为基础。在我们建立自己的家庭后,对原生家庭的记忆首先决定了我们在自己新家庭里可能的模样,因为一个人身上有着根深蒂固的习惯。我们继承了养育我们长大的家族的场域,又将父母从前几代人那里继承的模式和习惯加到自己身上。

西蒙尼·阿罗霍:形态场是什么?这个概念是如何在历史长河中发展的?

鲁珀特·谢尔德雷克:形态场最初的目标并不是人类社会系统或者心理治疗,而是发育生物学。确切地说,俄国在1920年进行了这个主题的研究——主要与蘑菇有关。一位科学家想要弄明白所有散落在土壤中的小小的菌丝体是如何聚集起来形成一个蘑菇的。他当时的看法是肯定有一个场域，它像一幅看不见的设计图一样，促成了蘑菇的形成。他的这个看法就是一种形态发生场的概念。形态发生场（Morphogenetisch）这个词是由"形态"（morpho）和"产生"（genetisch）组成的。也就是说，这个场域和"产生一个形态"有关。

场域的意思是"影响区域"。比如说，一个磁场位于一块磁铁内部，它控制着磁铁，在空间中生成一个形态。那位科学家当时的看法就是，在自然界中有一种新型的场域叫作形态发生场，是它使蘑菇得以形成。这个概念很快拓展到了植物以及动物胚胎的研究中。从20世纪20年代末期起，一直到今天，很多科学家都在使用这一概念。

形态发生场是构建形态、模式和结构的场域，是将有形的物质组织在一起的场域。这与建筑学很相似，如果我们细看建筑物，会发现它是由砖块、水泥、木料和钢材等组成的。如果我们将建筑物摧毁并分解，就可以分析所有这些物质，而它们才是建筑物真正的组成部分。

但是建筑物不仅仅要依靠这些物质，它还取决于建筑设计师的设计图。没有设计图，我们只会得到一大堆摆放得杂乱无章的水泥和砖头等。然而建筑设计是没有重量的。如果把一栋建筑物拆除，所获得的材料总量与未拆除时是一样的。即使我们保留了全部物质，且物质总量一样，也已经没有了建筑物的形态。形态发生场就如同设计师的设计图——它塑造了需要建造的建筑物。

有一些场域是形态发展的基础。这种观点在生物学史上已经存在将近一百年了。比如，在植物中有针对叶子、花瓣、果实、根等的形态发生场。植物的每个部位都有自己的场域类型。而且植物作为整体也有一个场域，它包含了所有部位的场域。也就是说，普遍存在"场中场"。我的身体、我身体的场域里，包含着我的眼睛、我的肝脏、我的心脏、我的肾脏、我的四肢等——这些有着不同组织方式的身体部位——各自的场域。这些场域中又包含了生理组织、细胞与细胞器的场域。这是一个嵌套式的场域等级。

20世纪70年代，我在剑桥从事发育生物学领域研究的时候，就对形态发生场的概念特别感兴趣。但是我发现，没有人知道它是什么。这是一个相当神秘的概念。我们需要这个概念，而它确实存在。但问题是——场域如何运作，又如何代代相传呢？

基因能够让生物体制造出组成我身体的血红蛋白、肌红蛋白、胰岛素和蛋白质等，但是它们不能对蛋白质的顺序进行编码，也不能对我的脸型、手臂形态或者腿的形态进行编码。我的手臂和腿拥有同样的基因、同样的蛋白质，却有着不同的形态。因为它们有着不同的设计图、不同的场域。形态发生场不能通过基因遗传，那么它肯定会以某种方式遗传下去，使得孩子长得大都很像他们的父母。

在这一点上，我提出了形态共振的看法，即自然界存在着一种记忆，它能够将过去的影响携带到当下。每一个物种都有自己的集体记忆，其中首要的就是对形态的集体记忆。每一只猴子都会动用集体形态记忆使自己的身体生长发育；每一只长颈鹿都会动用长颈鹿的场域，使其胚胎得以长成。每一株竹子都会动用竹子的场域，这个场域受到先代竹子形态的影响。

每一个物种都有一个集体记忆形式，它是生物体形态生长发育的基础，能够让生物体以它们所继承的样子发育——更确切地说，以它们所继承的形态发育。

形态发生场的概念原来就有，我对它的补充是"形态共振"这个概念。形态发生场讲的是形态的发展。但是在动物身上，还有另一种类型的场域存在。它通过组织大脑和神经系统的活动来组织行为。它被称作"行为场"。一只幼小的蜘蛛知道如何结网，不仅仅因为它继承了正确的基因，还因为它继承了行为场。我把后者的过程称为形态共振。行为场对后代相似行为模式的影响已经超越了空间和时间，从过去来到当下。一只蜘蛛继承了蜘蛛的本能，这是它从自己的祖先那里继承的习惯性方式。这并不能叫"形态发生场"，而应叫作"行为场"。

我们心理活动运行的类型和方式取决于我所说的心理场。它是我们运用语言、思维和理解力的基础。心理场也受到集体记忆的影响。所有的场域都是形态场。形态场包括与本能相关的行为场域、与组织心理活动相关的心理场，以及与组织动物群体行为相关的社会场。以白蚁为例，数百万的小虫在巨大的领地内建造出具有建筑艺术感的庞大结构。每一只白蚁都没有视觉能力，却能将那一点点烂泥放在正确的位置上，搭建起结构。白蚁是怎么知道要这么做的呢？我认为它们对某个无形的设计图做出了反应，对白蚁群落的形态场做出了反应。并不是说一切都在它们的大脑里，而是它们对场域做出了反应——就像一块铁，在磁场中做出反应，在磁力线上找到自己的位置。

每一只昆虫都会对自己群体的场域做出反应。我们在蚂蚁、蜜蜂、黄蜂等群落中也看到了同样的情景。在鱼群当中也是如此——许多鱼一起游动，彼此之间不会发生碰撞。在鸟群当中也是一样的——一整群鸟在一起飞的时候，可以突然改变方向，却不会撞在一起。它们知道其他鸟的方位，也知道其他鸟会往哪里飞，因为它们都受到群体场域的影响。

对于社会性动物而言也是如此。例如，整个狼群具有一个场域，即使狼群中的成员四散分开，这个场域仍然存在。一只成年狼会留在洞穴中照顾族群的幼崽，而其他成年的狼会外出猎食，然后带着给幼崽的食物回到洞穴中。在加拿大，狼群可能会到距离洞穴几百千米外的地方狩猎，那么在这种情况下成年狼和幼崽之间是通过什么保持联结的呢？是什么将它们联结在了一起呢？答案就是整个狼群的群体形态场。这个场域将过去群体的行为模式——以整个群体的记忆这种方式嵌在这个场域内——传承下去。这是整个动物界——尤其是群居的社会性动物的基本行为特征。它适用于很多种类的昆虫、鱼、哺乳动物，也适用于我们人类。关于组织起形态、模式和结构的场域，存在着一种看法——这些场域适用于宇宙中所有自己组织起来的系统，包括分子与晶体、银河系与太阳系，等等。

可以说这是一种关于如何以记忆为基础组织起形态和结构的理论。而记忆通常是无意识的。形态共振的本质就是引发某种无意识的习惯性记忆。因此我断言，所谓的自然法则从更长远的意义上来说就好像是习惯。一切事物之所以会如它们现在这样运作，是因为它们以前就是这样运作的。

传统的科学观点认为，一百多亿年前，在宇宙大爆炸导致宇宙开始形成的那一刻，所有自然法则突然出现了。它们一下子全都出现在那里，就像一部宇宙的《拿破仑法典》。没人能够解释它们都是从哪里来的，或者它们为什么是现在这个样子。

我们没必要非得假设所有的法则都已经完善了。这是一种无法验证的形而上学的假设。相反，我们可以看到，大自然的规律性与习惯都还在发展变化中。情况发生的次数越多，它们越有可能被习以为常；某些频繁反复发生的习惯就会根深蒂固。这一情况不但普遍存在于自然界中，也普遍存在于人类社会中。

西蒙尼·阿罗霍：形态场、心灵感应和量子物理学之间有什么关系呢？

鲁珀特·谢尔德雷克：我认为，将社会性群体中所有的成员维系在一起的是这个群体的形态场。他们通过这个场域彼此联结，每个人都是大于自己的某个东西的一部分。而这个场域，就是将社会性群体成员组织在一起的东西。对于人类来说，身处家族或者其他场域——例如足球队或者其他团体——中的每一个人都有义务做点儿什么来帮助其他某个成员。群体成员根据彼此的情况做出反应，这就是群体内部的互动。即使将群体的成员分开，这个场域仍然会一直将他们联结在一起。

正如当成年狼去野外猎食而幼狼留在山洞里时，将它们联结在一起的场域并不会因距离而瓦解——这个场域就好像一条看不见的橡皮筋一样会延伸，能够把距离很远的成员系在一起。我认为这就是心灵感应的基础。当一方需要另一方的时候，后者即使在千里之外也总能够有所感应，这就是一种通过形态场产生的联结。

对于人类来说，心灵感应主要发生在情感紧密相连的人之间，比如在母亲与婴儿之间。我曾经进行过关于母婴心灵感应的研究项目。很多哺乳期的母亲们发现，当她们回到工作岗位上的时候，她们的胸部会突然有所感觉，乳汁会溢出。这是孩子哭闹的时候母亲所产生的反应和感觉。乳汁排出反射是一种由催产素，也就是爱的荷尔蒙，调节的生理反应。当这种情况发生的时候，大多数母亲都会立刻认为"我的宝宝需要我"——过去的母亲们会干脆直接回家，现在的母亲们会用手机打电话询问。我的研究显示，这并不仅是同步的节奏或者巧合，而是因为存在一种联结，它令母亲感觉到宝宝需要自己。

当今世界中最常见的一种心灵感应形式就是"打电话"。我感觉必须与某个人谈一谈，于是我开始去想这个人，想跟这个人对话，产生了与他对话的意图。我拿起电话，拨打他的电话号码。而对方往往在接到电话之前就能感受到我的意图。在此，意图是第一位的。于是这个人就开始想到我，而当他接通我的电话，听到我说"你好"后，他的回答是，"真有意思，我刚刚还想到你了"。我认为，世界上约有80%的人都碰到过这种现象。心灵感应主要发生在两个关系紧密、同属于一个社会性群体的人之间，例如父母与孩子、兄弟姐妹——特别是双胞胎。最为常见并且可靠的一种"打电话"心灵感应发生在母女之间。女性在这一方面从整体上讲通常比男性更有优势。这种心灵感应在朋友之间以及治疗师与来访者之间也经常能见到。但它基本不会发生在陌生人之间。

所以心灵感应与社会性联结有关。如果我们养动物，它们也会与我们产生一种社会性联结。比如我们养了一条狗，它会将这个家庭视作它的群体，与家庭成员们建立起它的社会性群体，而且会与家庭成员们发展出强烈的感情联结。很多养狗的人都注意到，在自己下班回到家之前，他们的狗就已经开始在门口或者窗前等着他们了，因为它们接收到了主人的意图。这也是心灵感应。

我们对此进行过很多研究，也做过很多实验。比如我们让不同的人离开自己家，去至少八千米以外的地方，并且不让他们知道自己什么时候可以回家。只有当我们给他们的手机发送"现在回家"的短信时，他们才能往家走。他们会乘坐出租车，这样他们的狗就不会听见熟悉的汽车声响。在这个过程中，我们将狗的行为拍摄下来。我们发现，狗总是在主人刚踏上回家的路时，就会跑到门口或者窗前开始等待。

在物理世界中，与这种情形最相似的现象存在于量子物理学中。作为同一个系统组成部分的两个粒子，比如来自同一个原子的两个光子，它们彼此分离，向着相反的方向行进。由于它们来自同一个系统，所以即使它们相距很远，也保持着联结。如果我们测量一个光子的偏振情况，那么另一个光子会立刻具有相反的偏振。这在量子物理学中被称为"量子纠缠"。这是一个众所周知的、已经得到验证的效应，并被应用于量子信息学与量子密码学的技术当中。

量子纠缠有意思的地方在于它不会因为距离增加而减弱。无论距离是一厘米、一千米，还是一万米，它的作用都是一模一样的，它的效应并不会因为距离增加而减少。其关键在于联结，在于两个光子都是同一个东西的某个部分，都是一个系统中的组成部分。

心灵感应也是这样。我们可以通过电话在任何距离开展实验。对位于英国、澳大利亚以及新西兰的人进行的"打电话"心灵感应实验，与对位于伦敦相隔仅两三千米的人进行的实验的效果是一样的。我们与刚刚来到英国的澳大利亚籍和新西兰籍的年轻人进行了远距离心灵感应实验。他们与身处家乡的亲人之间的实验效果是最好的，而他们与在伦敦刚认识的人之间的实验效果则不太理想。这表明，心灵感应的关键在于情感距离，而不是身体上的距离。

西蒙尼·阿罗雷：我想跟您谈谈心灵感应跟家族系统排列相关的另一个方面。案主们经常受到还没有解决的创伤的纠缠，而且这些创伤来自家族中之前的几代人。如果这种纠缠在排列的时候呈现出来，案主就会感觉如释重负。您会如何解释这种动态现象呢？

鲁珀特·谢尔德雷克：这些家族场域有意思的地方在于它似乎对过去发生的事件是有记忆的。家族中过去就有某种特定的问题模式，并且其一直延续到现在，这也是家族场域的体现。根据我的观察，其中大多数情况都是之前某一代中有某个人被家族排除在外。这个家族的领域中有一种排斥的模式，导致这种模式的原因可能是家族中的某个人做错了事、被杀害了、杀了人、进了监狱、被送走，或者其他原因——总之，是某种创伤。而后代的某个家族成员接过了这个角色，但他并不知道自己为什么采取那样的行为。一般来说，个人治疗是无济于事的，因为这个问题并不是个人的问题，而是一种家族的模式。它是家族领域中的形态共振带来的一种记忆。疗愈的过程还是一个谜。一旦被排除在外的人返回自己原本所属的那一代并被场域纳入，当下的场域就会产生疗愈的效果——谁都不知道它是不是也能对过去起作用，我也不知道。我并不期待形态共振从未来移动到过去，只知道它可以从过去移动到当下。之前感到自己被排除在外的人现在似乎没有这种感觉了，同时整个家族场域都得到了疗愈。

家族系统排列中最有意思的现象之一，就像我所听说的，是某种疗愈会在整个家族内发生。案主做完排列后回到家里，会发现在当天晚上或者接下来的几天内他就会收到家族成员发来的邮件，或者接到他们打来的电话，因为这些家庭成员已经感觉到有些东西发生了改变——尽管他们对案主的排列和排列中所发生的情况一无所知。排列不仅会对案主本人产生效果，还会对其家庭中的其他一位或几位成员产生影响。这种现象让人深深着迷，我很希望排列师们能够更好地将它们记录在案。从法则上来说，家族系统排列可以成为系统性研究。

跟我一起交谈过的大多数在这个领域工作的人都会讲到这种让人难忘的故事，然而科学是不承认这些故事的，还把它们称作轶事。但是，什么是轶事（anekdote）？如果在希腊语中查找"anekdote"一词，就会找到"anékdoton"，即"没有发布的"这个词。轶事就是没有公开的故事。整个医学就建立在轶事之上。当医学上的轶事被公开的时候，从定义上来讲，它们就不再是轶事，而变成了案例研究。一些科学家们，包括我在内，认为很多轶事都是数据。如果很多故事都在讲述着同一类型的东西，那么就表示有某种事情在发生。这就是现象的自然史。虽然目前还没有任何实验性研究，但是它是一种对自然史的记录。而且我认为，家族系统排列的自然史看起来也会对没参加排列工作坊的人产生影响；这些家族成员哪怕没有出席也能感受到影响，并且会以不同于自己平常的方式做出反应。有时候，某人会给一个已经有十年没有联系过的人打电话或者发邮件。我认为这就表明了真的有某种与场域动力有关的东西在发生。它并非仅存在于现场观看排列的人的头脑里。

西蒙尼·阿罗霍：家族系统排列表明，家族系统中的秘密总有真相大白的时候。在大自然中有没有类似的情况呢？如果有的话，您是怎么将这种情况与家族系统排列联系起来的？

鲁珀特·谢尔德雷克：其实，大自然中也有秘密。动物们会伪装自己。我们知道，动物们会悄悄地潜伏起来，猛兽有时候很难发现猎物，因为猎物们藏起来或者伪装起来了。但是从形态共振的角度来看，任何相似的事物都会产生共振。即使我们看不见已经发生的某件事，它还是会产生影响。也许我们不知道确切的细节，但是它仍然产生了某个效果。自然界中的一切都会产生一定影响。我们可以在人前保守一些秘密，而动物们可以在其他动物面前隐藏自己的存在——但是这种"隐藏"只对某些人有效。在大自然中，这些动物的存在以及它们的一切所作所为都会对以后产生共振效应。从这方面来说，它们无法一直都不引起影响。而且我认为，一个家族的模式、一场排列，

或者家族中过去发生的某件事都可能产生某种影响。

西蒙尼·阿罗霍：您是如何看待排列中代表们完全进入他们所代表的家庭成员的角色中的？

鲁珀特·谢尔德雷克：代表与他所代表的家族成员之间的联结对我来说是家族系统排列中最神秘的部分。我没有想到它进行得那么好。在我加入家族系统排列并成为代表的时候，我发现我说的话、做的事都不符合我自己的言行举止和处事风格。在场域中，代表们会被他们所代表的人物"附身"——绝不是那种灵魂的附身——他们会用这些人物的内在说话，表达出其想法和情绪。

参加排列的代表都是普通人，他们并没有接受过话剧学校的长期培训，也没有接受过媒介的培训。它对于普通人来说简单得让人吃惊。在场域中处理自己家庭议题的人不可思议地被允许将自己的想法、能量和情感渗透到这个场域当中。而代表们也会不可思议地感受到他们在场域中处于什么地位以及扮演着怎样的角色。让我惊讶的是，这一切都进行得如此之好。我认为这也指明了社会场域运行的普遍法则。

如果你在一个社会场域中担任了一个角色，比如一所学校的校长，那么整个学校有可能具有一个场域。在这个场域中，你担任了校长的角色，不知为何，你就会自然而然地适应这个角色，而且会以过去的很多任校长的经验为基础，特别是这所学校里的校长。

我相信，每个人都会以某种方式方法让自己适应场域，就连动物也是如此。我有一个庞大的数据库，里面记载了关于家养的猫和狗的故事，因为猫狗也属于家族场域。我知道在排列工作中大家一般会忽视宠物，但是宠物在家族场域中通常也扮演着重要的角色。它们也是家族的成员。我搜集了很多这方面的故事。

比如说，某人养了一条有特殊习惯的狗，它在吃饭的时候会坐在特定的位置，做出特殊的行为。这条狗死了之后，主人又弄来一条新狗。这条狗会做出与前面那条狗一样的事情。它接替了那条已经不在的、已经死去的狗的角色，填补了家族场域中空出来的位置——就好像咔嗒一下嵌进去了一样。

在我看来，在某个场域中接替某个角色是正常社会行为的一部分。当一个人进入一个社会性群体的时候，他就会接替某一个角色。比如一个足球队的边锋就接替了以前某个同位置球员的角色。这里的接替是非常明确的，因为不同球队成员都有精确定义的角色。除了学校和军队这类对角色进行明确定义的组织和系统外，在其他社会性群体中，这个过程通常是模糊不清的。

在家族中，各个角色也在一定程度上有着明确的定义，其中包括辈分、孩子的排行，等等。伯特·海灵格非常喜欢观察家族中的自然状态。家中有一种自然的秩序存在，每个人都会本能地感受到它。

在排列中，代表们不知为何也都接受了这一整套秩序。这么容易就能接受，很可能是因为我们一辈子都在这样做着，我们多年来一直在隐隐练习着它。我们把自己融入一个社会性群体中，融入很多不同的社会性群体中，而且我们也适应在每个场域中所扮演的角色。这只是对为什么代表能够如此轻松地接受他的角色进行的一种假设和猜测。对我来说，这一点是家族系统排列最令人惊叹的特征。

Chap.

Four

第四章

**每个人都是
"妈妈孩子"**

家族系统排列与科学的法则

两个人之间的距离没有任何时候比怀孕时的母亲和胎儿更近了。孩子在如同温暖洞穴的子宫中居住九个月——一个身体存在于另一个身体之内，这是人们能够想象的最浓厚、最伟大的亲密与融合的形式。这样的形式在每个人的一生中都是非常难得的，对于很多人来说更是一生中独一无二的。这远远比男女结合孕育孩子的时候亲密得多。想要来到这个世界、获得生命，是没有其他途径的——起码迄今为止没有。这是非凡而且唯一的。孩子在母体中犹如和母亲同住在一个单身小公寓中。尽管距离如此之近，但两个有机体的血液循环系统却是各自独立的。胎盘在两者之间担负着重大责任，它通过脐带将所有必要的营养输送给胎儿。如果我们真的带着情感去想象那个画面，那么我们又怎么会对自己的源头口出恶言呢？

人们认为胎盘——也被称为胎胞——阻止了两个有机体之间的那些不能被免疫系统接受的细胞交换。只有营养物质、氧气或者几种药物等极小的颗粒才能穿过它的屏障——至少直到不久之前人们一直是这样认为的。但这种观点现在已经被科学所反驳。胎盘确保干细胞的传送，即使在生产后，母体内仍有干细胞存留。这种细胞输送也会反方向进行。所以母亲的细胞也会一辈子存在于孩子的体内。母亲与孩子彼此之间因此产生了剪不断的联结。也就是说，对母亲的每一个不好的想法、每一句坏话都会直接击中我们自己。如果与母亲没有良好的关系，我们又怎么可能会获得健康呢？母亲与孩子比人们至今所认为的还要亲密得多。也就是说，从肉体上来说，每个孩子一生都以某种方式与母亲保持合一，永远地合一，而且会融合到最深的层次之中。

问题是：对于这一点，人们怎么可能会一直视而不见，觉得陌生呢？而人们又怎么会无法在爱、安宁与最深的感恩中与母亲联结并继续与母亲交流呢？

证明

解不开的纠缠

这种细胞输送被称为微"嵌合体"。这个词源于希腊神话中的一个怪物"喀迈拉"（Chimera，与嵌合体为同一个词）。在生物有机体范畴内，嵌合体的意思是由基因不同的细胞组成的生物，比如嫁接的植物。对人类来说，从微观的细胞学角度来讲，每个人都是由母亲和孩子组成的混合体。我们每一个人都是且一直是"妈妈孩子"。孩子与母亲彼此纠缠在一起。这种纠缠是无法解开、独特的、永恒的。我们怎么可以反对大自然赋予我们的东西呢？最终受到伤害的是谁？一切都如同一个圆圈，也就是说，起点与终点是同一个点。

早在20世纪60年代，研究者们就观察到怀孕期间母亲与孩子之间的细胞交换。来自血液和胎盘的干细胞可以无限分裂，并分化成不同类型的细胞。新加坡医学生物学研究所的研究者于2010年在小鼠身上证明了这一点——就连母鼠的大脑中都可以找到这些干细胞。很明显，它们已经融入母鼠的整个细胞网络。这样就能解释母亲与孩子之间的各种现象。从最真实的意义上讲，存在着一种永远在线的网络连接。通过意识，我们永远可以随时随地使用这个网络。不过目前我们还没有这个网络的使用说明。但我们可以学习，从而让自己更有智慧一些。母亲是且一直是我们人生中最强大的基石——如此充满力量，又如此简单。人们付出如此多的努力，想摆脱宇宙给我们的预设。最后谁又是赢家？如果我们认识到伯特·海灵格四十年前——那时候科学还在沉睡——就认识到的自然法则，那么它将给我们的日常生活带来多么大的价值！

行动，不要抱怨和争执！

母亲与孩子

来自西雅图弗雷德·哈钦森癌症研究中心的李·尼尔森（Lee Nelson）是最早研究微嵌合体的科学家中的一员。尼尔森及同事数年前就成功证明了女性大脑中明显存在来源于她们儿子的外来细胞。

证明女儿的DNA存在于母亲大脑中也是可行的，但是由于区分女儿与母亲的DNA比较困难，所以想要证明这一点会更加大费周章。尼尔森认为，每个人都是微嵌合体，因为我们每个人出生前都会从母亲那里获得细胞。我们在排列中可以看到这个自然法则。

一位女士给我讲述了她的事情：她的女儿有两个孩子，都是女孩。她的女儿会把自己的小女儿交给母亲，也就是这位女士来看护，有时会每天接送，有时则寄养整整一个星期。这个女儿通常只是把孩子送到母亲家的走廊，交代自己多久后来接孩子，然后就走掉了。她从来没道过一声谢。而这位女士的女婿根本不跟岳母说话。昨天，这位女士的女儿对她说："一位心理咨询师向我解释了一下，我完全没有理由因为过去的任何事向你道谢。正好相反，你，妈妈，必须感谢我，因为当初是你想要一个孩子的。所以一切都是因为你。我不欠你什么，而你欠我的多得数不清，多到你一辈子都还不完。"这种观点太让人震惊了。讨论这件事纯属浪费唇舌。生命本身已经给出了答案。我已经在成百上千场排列中看到过、经历过类似思维方式所带来的困境与后果。我也看到，如果我们能意识到自己来自何处，并且带着感恩回归到那里，那么我们的生活将会多么轻松，多么简单。美好近在咫尺，而我们通常又是在什么地方寻找它的？——大多数时候我们都徒劳无功。

线粒体DNA

还有另外一种东西可以表明母亲与孩子之间特殊的联结，那就是线粒体。线粒体是细胞内极小的结构，直径普遍在0.5至10微米，有些比细菌还要小。

人类的线粒体DNA，简称mtDNA，具有三十七个基因，包含了十三种不同蛋白质编码基因。遗传信息只能通过母亲的线粒体遗传给后代。因此，同一位女性所生的所有孩子都具有相同的mtDNA。线粒体是我们体内的能量工厂。它为细胞提供最重要的能量分子——三磷酸腺苷，简称ATP，是人体器官和肌肉的能量来源。

当我们这个时代的医学对活着的人类进行基因组解码、费尽心思寻找能够更好理解疾病和相关疗法的道路时，考古遗传学家们在利用人类基因学开发出来的技术对考古学的各种发现进行分析。他们借助年代久远的骨头、牙齿和土壤样本以及其中所含的DNA，推断出死亡已久的人来自何方。这一科学分支也帮助我们回答了人类历史中几个基本疑问：我们从何而来？我们怎样成了今天的我们？

原始人的基因组就是今天的我们的DNA模板。我们的DNA中与原始人的基因组不相配之处，就是我们DNA已经改变的地方——它发生了突变。这些突变是人类历史上的一座座里程碑。

通常，基因突变会直接被身体修复——但不是每次都会。精细胞和卵细胞，也就是生殖细胞之内发生的突变可能会遗传给下一代。通常，人体具有特殊的保护功能——可能触发严重疾病的突变的生殖细胞会凋亡，而较小的基因突变却不一定如此。因此，基因的改变就可能会被传承下去。

对存活和繁衍有利的罕见突变会被积极地挑选出来。它们会蔓延，并推动进化的发展。考古遗传学家们在研究人类起源的过程中，特别关注被称为细胞发电厂的mtDNA，虽然它只占我们基因组很小的一部分，但是它很适合用来列出家谱。因为所有人都只会从他们的母亲那里继承mtDNA，而且mtDNA平均每隔三千年就会出现一次突变。这个突变会遗传给下一代。那么在接下来的三千年中，女性后代一系都会继承相同的mtDNA。

科学发现，如今人类的mtDNA都能够回溯到唯一一位祖先，我们称她为"母系祖先"。她在基因学上被称为线粒体"夏娃"，生活在大约十六万年前。相应地，还有一位原始"亚当"——父亲遗传给儿子的Y染色体可以追溯到他身上。这位原始亚当生活的年代比原始夏娃还要早差不多二十万年。因此，这两位肯定不是伴侣关系。

最新数据和研究表明，还存在另一个与当今人类的祖先同源的分支，这一分支后来又分化成了尼安德特人与丹尼索瓦人。现代人类的祖先移居到欧洲，其他的古人类则往亚洲方向迁徙。如今，我们得知现代人的祖先与尼安德特人和丹尼索瓦人共同繁衍后代——欧洲人、亚洲人和澳大利亚人的基因组中含有2%~2.5%尼安德特人的基因；今天的巴布亚新几内亚与澳大利亚的原住民（他们是几万年前从非洲途经亚洲，最终来到太平洋地区的现代人类的后裔）身上携带着5%丹尼索瓦人的基因。这似乎能够验证人类起源于非洲并从那里开始征服世界的理论。今天，我们在除非洲之外的其他洲居民的身上也会发现尼安德特人的基因——但是在撒哈拉以南的地区的人身上却没有这种基因，因为他们的祖先从未遇见过这些古人类。

直立人一系起源于大约一百九十万年前。他们在几十万年内就遍布整个非洲以及欧洲大部分地区。他们是第一支离开非洲的原始人。通过我们今天所掌握的关于基因影响的知识，我们可以说，欧洲人中有97%~98%的人是非洲人的后裔。也就是说，欧洲人的基因扎根在非洲。然而尼安德特人也在基因上留下了他们的痕迹。欧洲人略厚的肌肤明显来自尼安德特人。可能是因为与非洲人薄薄的肌肤相比，这样的肌肤能更好地御寒。

mtDNA还提供了其他重要信息。例如，在大概五六千年前，新石器时代中晚期，狩猎者或采集者与农夫之间的关系。尽管他们生活在平行社会中，相互知晓，但是他们很少接触。尽管如此，两个群体的成员之间似乎会时不时发生性关系，而男性狩猎者的机会明显小于居所安定的农夫。但在对他们后代的骨骼所进行的研究中人们并没有发现农夫的mtDNA，只发现了狩猎者或采集者的mtDNA。这是因为mtDNA是从母亲那里继承的。这就表明，女性狩猎者或采集者曾与男性农夫结合，但是女性农夫没有与男性狩猎者结合。这与我们现在在非洲某些彼此相邻的群体中所观察到的情形相符。

排列提供的证明

母亲除了会遗传mtDNA给孩子，还与孩子之间存在细胞输送。而早在科学认识到这一点的很久之前，我的丈夫伯特就把母亲与孩子之间的联结视为具有某种特殊意义的一点。这一点在排列中不断以戏剧化的方式重复上演。如果这种无法解开的联结没有得到承认，孩子就无法获得尊严和尊重，那么孩子人生的成功就缺少了某些决定性的东西，也是让爱成功的最重要的那些东西。它们是什么呢？首先就是感恩；其次，是对母亲的不断认可以及与母亲的亲身接触。

我在此举一个排列为例：

一位名为奥尔加的女士在一次工作坊上提出了这样一个议题：她感觉自己离丈夫很遥远，以至于她不知道自己是否爱他。

索菲·海灵格：你之前有过其他伴侣吗？

奥尔加：没有。

索菲·海灵格：你的丈夫之前有过其他伴侣吗？

奥尔加：没有。我们有两个孩子。

在排列中，她的丈夫开始颤抖并向后退了一步。奥尔加则一直看向另一个方向。 索菲·海灵格让一个女士上场。她代表存在于奥尔加和她丈夫之间的东西。这位女士躺倒在地，蜷成一团。

索菲·海灵格：你以前堕过胎吗？

奥尔加：没有。

索菲·海灵格：你有几个兄弟姐妹？

奥尔加：两个妹妹。

索菲·海灵格让两个妹妹的代表上场，站在奥尔加身边。一个"妹妹"立刻远离她。索菲·海灵格让另一个代表上场，站在刚刚产生的空位上。这时另一个"妹妹"向左移动，与"姐姐"之间相隔两个空位的距离。索菲·海灵格让两个位男士上场填补两个空位，他们代表奥尔加的兄弟。其中一个代表马上感觉很舒服，而另一个代表则主动站到了案主的右侧。突然之间，所有人都放松地舒了一口气，包括之前一直盯着地板、不断摇晃的那位"妹妹"。实际上，奥尔加在兄弟姐妹的排行中并不是她一直以来以为的老大，而是老二。

索菲·海灵格让这些兄弟姐妹们确认自己的位置，进行长幼排序。站在奥尔加右侧的代表说，他位于第一位。奥尔加在第二位，死去的"妹妹"在第三位，另外几人也确认了他们的位置。在这次排列中，奥尔加发现自己多出了两个兄弟，并找到了他们在家中的排行。所有人牢牢抱成一团。然后，"大哥"从奥尔加身后搂住她。她的脸庞绽放出光彩，幸福地放声大笑，笑得不能自已。她的丈夫瞬间平静下来，充满爱意地看向她。奥尔加终于找到了她的哥哥——明显是孪生的。

奥尔加（连续不停地笑了五分钟后）：我不记得这辈子我曾经大笑过。我感觉自己如此富有、如此强大、如此幸福。这是我人生中第一次知道爱是什么。在今天之前，我一直是不知道的。

突然，她看向她的丈夫，仿佛刚陷入爱河的人一样；而他也发自内心地冲她微笑。索菲·海灵格延长了一些时间，好让妹妹和"孪生哥哥"再多享受一会儿这种"被找到"的幸福。

母亲与孩子的关系出现问题是人们来做家族排列最常见的原因之一。我们对自己母亲的拒绝，就是对我们自己生命的拒绝。回避母亲的人，就是在回避生命。这类行为的继发现象总是不断在排列中成为主题：抑郁、莫名其妙的愤怒、疾病、失败以及人际关系破裂。很多人都认为自己是对的，不知道当时真实的情况，也不知道从科学角度讲这类行为是如何在我们身上持续施加影响的。他们大多会感觉到自己是受害者。这会带来深远的影响。因为人们几乎不可能帮得了一个"受害者"。

每个人都可以马上为自己做这样一个测试：

闭上你的眼睛，深深呼气，再吸气。现在去想着你的母亲，看着她：一下子攫住你的感觉是什么？你最先回想起来的是什么？是她的声音、一句话，还是她走路的样子？你最先想到的是什么？

你会发现，你的第一感觉与你接下来产生的感觉是不一样的。你的灵魂会给你发送信号——她属于你，任谁也无法拆散。而你的行为是不是也与此相符呢？真正的幸福唾手可得。然而你为什么要指责她呢？你也许会说："如果她不是这个样子，那么我今天的一切都会那么简单。"但你怎么知道呢？通常，你信任陌生人多过信任你的母亲。这将会对你和你的孩子产生什么样的影响呢？

源头海灵格家族系统排列会打开一条通向母亲的道路，让对母亲压抑已久的爱能够再次畅通无阻地流动起来。因为每个孩子——哪怕孩子年事已高——都会而且一直会通过一种深沉而古老的爱与自己的父母联结。如果这种爱受到了压抑，则通常会导致不幸以及严重的身心疾病。比如伯特在与奥地利肿瘤协会合作的过程中发现，患上癌症通常与对母亲缺乏尊重、缺乏爱以及拒绝向母亲鞠躬有关。前面列举的排列就是跟这一观察相关的一个活生生的例子。

我们的人生始于我们与母亲的关系——一般来说，这在我们的一生当中是最为长久的一段关系。我们所有其他的关系（包括伴侣关系、工作关系以及其他一切人与人之间的关系）和成功都建立在我们和母亲的关系的基础之上。谁如其所是地接受了自己的母亲，谁就会光彩照人，受人爱慕，并能够立刻吸引他人。心中有了母亲，每个人都是富有的。这份富有会增长，而且完全是自己增长。它是幸福、安宁与生命的钥匙，而且是免费的。爱与感恩天生就被植入我们的内在。想要实现它们、活出它们，就意味着我们要告别自我。一个人成功与否，是每个人都能从他的外在和能量上看出的。

当然，一切远不止于此。每一次怀孕，母亲都会获得孩子的细胞，将其携带一生并继续遗传下去。同时，母亲的细胞会进入每个孩子体内。如今科学家们已经证明，前面出生的哥哥姐姐的细胞甚至也会通过母亲的血液进入后来出生的弟弟妹妹体内。因此，人们在一个有哥哥的女孩的脐带血中发现了男性细胞。这在之前描述过的层面上一直被当作一种纠缠。这再一次证明了兄弟姐妹间长幼排序的重要性 我在被堕掉的胎儿的兄弟姐妹身上也发现了这 点。而这 点完全没有得到足够的重视。兄弟姐妹间的长幼排序对于个体的人生影响深远，特别是在关系以及健康方面。

第一个出生的孩子

像之前已经提过的，科学已经证明，出生在前的哥哥姐姐的胎儿细胞会转移给出生在后的弟弟妹妹。确切地说，兄弟姐妹当中没有任何一个人可以被遗忘或者被排除在外。因为第二个孩子会携带着来自第一个孩子的胎儿细胞。这或许也对弟弟妹妹为什么如此依赖哥哥姐姐而哥哥姐姐极少依赖弟弟妹妹做出了一种解释。第三个孩子体内同样具有母亲的细胞和前面两位哥哥或姐姐的胎儿细胞——它不仅提供了一条确认兄弟姐妹间长幼排序的血脉，还提供了一条"能量血统"，其意义并不亚于有形的身体血脉。此外，还有一种细胞联合体存在于母亲与子女之间。母亲与她的孩子们是混合体，彼此间有着解不开的纠缠。第一个出生的孩子只拥有母亲的细胞，但他的胎儿细胞会通过母亲进入弟弟妹妹的体内。在源头海灵格家族系统排列中，我们可以看到有人可能违背了这一秩序，以及这样做所带来的影响。通过源头海灵格家族系统排列，我们可以消除违反这一自然法则的行为，消除这种失序。

在一场事关兄弟姐妹的源头海灵格家族系统排列中，我们看到的并非幻象。只有当那些在爱的第一序位中被看清楚的必要的东西在意识和内心中运行起来的时候，一切才能够安宁。仅这一个原因，就能让我们理解为何源头海灵格家族系统排列在参与者中间如此受欢迎。在很长一段时间之内，都没有人能够对此做出一个清晰的解释，更别说科学的解释了。

第一个孩子的细胞能进入弟弟妹妹的身体，这就解释了为什么在很多文化中，贵族家庭经常由长子担起撑家角色。作为继承人，长子在继承顺序中排在第一位。看起来，在几千年前似乎就存在着一种神秘的认知与家族系统排列所应用的认知及我们今天所说的"微嵌合体"机制相关。这说明，伯特·海灵格对"爱的序位"的认知一次又一次在不同的领域得到证实。我也是一次又一次被问到同一个问题：他是怎么发现它的呢？而且直到四十年后，这个之前被大家（甚至今天仍被部分人）认为是无稽之谈的认知才得到证实。是的，如果一个人心中没有母亲，那么他通常会出现头脑上的混乱以及异常、特殊、莫名其妙的行为方式。拒绝母亲的人——也拒绝了生命中很多东西——大多数时候是在拒绝自己。这样做的一个后果就是缺乏自信。

获得成功的一个基本条件是序位。它是预设好的，是宇宙的法则，也是大自然的法则，所以我们不能随心所欲地对它进行诠释。它在动物身上更加一目了然。规范、信条或者禁忌会在长期的关系中形成一套规则，这使得一个群体按部就班地共同生活。序位是一个容器。我的丈夫伯特为此写了一首诗：

爱的序位

爱所灌注的，是序位所涵盖的。

爱是水，序位是容器。

序位汇聚，爱流动。

序位与爱共同作用。

如同一首朗朗的歌曲融入琴音，爱融入序位。

如同耳朵很难习惯不和谐的声音，

哪怕再三解释，

我们的灵魂仍难适应没有序位的爱。

有人以为这个序位只是一个观点，

以为他们可以任意拥有或者改变它。

然而，它是已经为我们预设好的。

它在运作着，哪怕我们根本不理解它，

它不是被思考出来的，而是被发现的；

与感知和灵魂一样，

我们只能从效果中推断出它。

所有表面的、约定的秩序背后，都有早已设定好的通用秩序在运行着——它会让那些约定失效，它就是生命的基本法则。这是我的丈夫伯特·海灵格通过四十年来对家族系统排列的观察和经验得来的洞见。家族中的问题——也可以进一步扩展到所有人际关系中的失败——也可能是因为无视这一生命基本法则所致。

群体

每一个人在他所在的群体中都拥有一个应该属于他的位置，这个位置取决于他归属于这个群体的时间。从这个层面来说，有一个等级分明的原始序位存在。

科学上的种种发现证明，这种序位既不会随意志转移，也不能更改；它是既定的。只有第一个出生的孩子才仅具有母亲的细胞，而不像其弟弟妹妹同时具有母亲和同辈哥哥姐姐的细胞。这种存在是由时间定义的，并且根据时间获得它的级别。谁先存在于一个系统中，谁就因此优先于后来者。

在家族序位中，父母居于首位。在此意义上，他们两人之间没有任何一方优先存在，因为他们是共同开始的，他们是平等的。当他们有了孩子后，第一个孩子优先于第二个孩子，第二个孩子优先于第三个孩子，以此类推。这并不意味着先出生的孩子就因此对下面的弟弟妹妹具有指挥权，而是说在序位上，他是排在前面的。在一个系统中，先来者优先于后来者。因此，伴侣关系优先于父母身份。

家中的序位有的时候会被倒置，比如当某个孩子替他的父亲或者母亲承担某些东西的时候，他就超越了父母。这违反了原始序位。因为序位低者不能僭越。这同样适用于兄弟姐妹之间。家族中的每一个人都有他自己应有的位置。没有人能够或被允许去挑战他人的位置，例如提高自己、超越他人，或想要将他人从原本的位置上排挤掉。尊重序位与否决定了成与败、生与死。没有人能够违背这一生命基本法则而不需要承担后果。仅是这一个原因就足以让对父亲或者母亲的拒绝成为一场灾难。

是否违背了序位、违背了生命基本法则，在源头海灵格家族系统排列中将一目了然。重新排序，是在所有关系中、在所有维度上获得成功人生的前提。

如果进一步从整体上去观察母婴间的这种细胞交换，我们就会很明显地看到这些纠缠延续了好几代。毕竟，母亲也携带着自己母亲的细胞——如果她有哥哥姐姐，那么她也携带着哥哥姐姐的细胞。这些细胞又作为母亲的细胞传承给之后的胎儿。这就说明了家族成员间是如何跨代彼此纠缠的，又是如何传递信息以及一直纠缠下去的。这也解释且在表观遗传学上证明了创伤事件是如何向下传递、影响后代并波及各个层面的。

在源头海灵格家族系统排列中，我们总会一次又一次经历或者观察到，不仅是原生家庭成员，很多代之前的家族成员还在影响着当下。大家可以见证，一次家族系统排列能够让人们卸下哪些重担，得到哪些解脱——这甚至能帮助人们从沉重的命运中得到解放。我们不断收到人们寄来的感谢信，描述了他们所感受到的轻松自在。他们感到自己犹如新生。在他们的反馈中经常可以看到"我在做源头海灵格家族系统排列之前的人生"与"我做了源头海灵格家族系统排列之后的人生"这样的说法。

家族系统排列的应用

排列师选出案主家族成员的代表。忽然之间，代表们会感受到他们所代表的人物的感受——尽管他们并不认识这些人，并且对他们一无所知。有时候代表们甚至会用他们所代表的人物的声音说话，或出现这些人所具有的症状。这怎么可能？

比如一位代表突然如同一块石头一样倒地，全身抽搐。这位代表所代表的人物患有癫痫，但身处排列中的所有人此前都对此一无所知。

直到我询问这可能代表的意义时，我才得知这一情况。在另一场排列中，一位代表总是抬着一条弯起来的腿。后来案主解释道，他的这位（外）祖父的一条腿从膝盖以下被截肢了。

这些现象说明，代表们从一个信息场域中获得了全面的量子信息。在这个场域中，人类或者某一个群体之前发生的所有事件以及与之相关的事件都被储存在一个共同的记忆当中。借助源头海灵格家族系统排列，我们能够解决困扰一个家族长达数十年，甚至是上百年的家族纠缠、转移及伤害，让那些之前被排除在外的家庭成员可以回到属于他们的位置上——可以说是在当下回归到过去的场域。这反过来证明了时间只是人类的一种预设。实际上，一切都发生在当下。只有这样才能解释为什么我们通过源头海灵格家族系统排列能够在当下减轻并且弥补过去产生的负面影响。带着爱超越时间与空间，容纳每个人，给每个人指明位置，让他们都可以得到解脱。所有当初参与到事件中并且至今无法获得安宁的相关人物亦会得到解脱。我们通过这种方式重新在场域中建立秩序——更确切地说，这个场域通过排列而变得完整了，并因此得到了疗愈。对于案主来说，这种方法修出了一条通往幸福人生、健康人生的康庄大道。

另外，家族系统排列还指出了一些可能性，即量子物理中所认为的过去与未来皆不存在。存在的只有当下——一切生生息息都存在于当下。在源头海灵格家族系统排列中，所谓的空间和时间都会失去意义，我们可以在量子场中以一种特定的态度让沉重的失序重归有序。到目前为止，我们还无法对排列的过程和效果进行最细致的阐释。但是其结果证明了排列的现象。只要我们还在用时间顺序去理解我们的生命，我们就很难明白这些物理学观点，更不要说去理解为什么有些人生来就有缺陷，或者为什么有些人会受到所谓命运的眷顾，而另一些人恰恰相反。

母子之间不可分割的联结

另一项科学发现让人特别震惊：细胞输送的决定性因素并非母亲分娩或者已经生产——怀孕头三个月就已经可以在母亲的血液中找到胎儿的细胞了，自然流产或堕胎后胎儿输送的细胞数量甚至比足月分娩后更多。这就会导致母亲无意识地受到死亡的牵引，产生关于死的念头。很明显，她被体内未能出生的孩子的细胞所控制，它们想要找到其他与自己同源的细胞并与它们团聚。让自己完整是每个人内在天然的追求。死亡当然不是解决办法。也就是说，所有被堕掉、自然流产和死产的孩子都会继续活在母亲的身体里，也会继续活在他后面出生的弟弟妹妹的身体里。这些关于细胞转移的科学发现引发了一个思考：代孕会有什么样的后果呢？在我能够下最终的定论之前，我还需要一些时间，而且还需要在排列中进行验证。

排列

我在中国台湾带领的一场排列展示出堕胎会带来怎样的后果：

索菲·海灵格对这位申请进行排列的女性参与者说："像你一样总是如此心不在焉的人会收到生命的警告。宇宙会给人类很多指引，一遍又一遍发出邀请。这些邀请信号十分强烈。每重复一次，信号都会减弱一些。结果显而易见。你显然没有把这些邀请信号当回事。所以你走到了今天这个位置。"

索菲·海灵格：你叫什么名字？

案主：李旭（音译）。

索菲·海灵格（将手放在李旭的腹部）：你这个区域堵得非常厉害。把你的感觉放在这个位置，就从这里开始让自己舒展开来！继续舒展，继续！无边无际！有一个重要的位置处于腹部与头之间的区域，要特别注意这个位置，那就是心。我们为了躲避心痛，宁可切断自己的感觉。接通了感觉，就意味着接通了痛苦。你的下腹部和头部现在或许还没有出问题，不过迟早会出现生理问题。

李旭点头。

索菲·海灵格：你有几个孩子？

李旭：两个。

索菲·海灵格：你一共应该有几个孩子？

李旭：四个。

索菲·海灵格：我所看到的和感觉到的是，你人生中接下来将要发生的一切，都会从你腹部这个区域生发。对于这一点，你有什么想说的吗？现在在这里，你想要得到什么？你想解决的事情是什么？

李旭：我很迷茫，我感觉自己很孤独，完全孤独寂寞，与世隔绝，格格不入。我想找回我自己。

索菲·海灵格：没能出生的两个孩子是男孩还是女孩？

李旭：我不知道。

索菲·海灵格：这是一个既糟糕又危险的回答，它会产生深远的影响。一个女人在你这种情形下给出这样的回答，说明她已经与一切切断了连接。这可能会危及生命。一个女人只需要去感觉自己身体的内在，静静地倾听，就会知道她的体内承载着以及曾经承载过什么。

李旭：我感觉是两个男孩。

索菲·海灵格：我们都看见了，也听见了。她完全知道他们的性别，只是阻断了与此相关的感觉。

索菲·海灵格让李旭从观众中选出两个人，代表这两个男孩。被选中的两个男孩的代表坐在李旭对面的地上。两个"男孩"用僵直的目光盯着自己面前的地面。李旭一动不动地站在两个"男孩"面前。她仿佛被冻住了。双方都没有进一步移动。一切都僵住了。

索菲·海灵格：两个在世的孩子都是女孩吗？

李旭：对！

索菲·海灵格：我们也来从观众中选出两位来代表这两个女孩。我们让她们根据自己的感觉来自由选择自己的位置。然后我们再来看看是否可以继续进行下去。

有两位女士从观众中被挑选出来作为两个女孩的代表。她们自己站在了两位"已去世的兄弟"身边。一位站在两个"男孩"的左侧，一位站在他们的右侧。站在右侧的"大女儿"开始全身剧烈抖动，呼吸非常急促，双拳紧握。站在左侧的"小女儿"身体向旁边倾斜，几欲摔倒。两个"女孩"开始慢慢后退。李旭打量着她的两个"女儿"。她走向"小女儿",拉着她的双手环住自己的腰,然后将自己的头靠在她的肩膀上。李旭又尝试将"小女儿"拉向发抖的"大女儿",但是并没有成功。"大女儿"全身颤抖,双手仍然攥紧拳头。李旭哭了。她无能为力,无可奈何。

索菲·海灵格提醒代表们,只有在自己愿意的情况下才能采取行动,不要听从排列中其他人的要求。

索菲·海灵格(对所有人):我们在这里看见的是母亲知道问题所在,但是她别过了目光,对这个问题视而不见。

这时,由于得到了提示,李旭在"大儿子"身后跪下,将手臂放在他的肩膀上,仿佛她在靠着他。两个"男孩"仍然紧挨在一起旁若无人地坐着,僵直地盯着地面同一个地方不动。排列陷入僵局。

索菲·海灵格:看来到目前为止还有一些被隐藏的东西。第三个孩子?我们来试一试。我再加上一个人,一个女孩。(索菲选出一位年轻的女士)你坐到两个男孩视线盯着的地方。

突然之间,僵住的排列移动起来。全身仍然颤抖的"大女儿"站到刚刚加入、坐在地上的"姐妹"面前。"去世的女孩"双手抱住她面前"大姐"的双腿。

索菲·海灵格:我们此时可以看到,攻击性是如何一点点从大女儿身上褪去的。她面对着死去的姐妹一下子变得温柔,充满了爱。她们的爱在这里联结起来。

"大女儿"停止了颤抖。她放松下来了,拳头也打开了。她目光温柔地冲她"去世的姐妹"微笑。

索菲·海灵格：这个女孩身上的攻击性完全化解了。我们看见的只有她的爱。此刻，与她的这位姐妹在一起，她联结到了自己深深的爱和全部感觉。我们在这里看到了盲目的爱帮不了任何人。在世的女儿通过自己的行为吸引整个家族的注意力。她是在指出自己有某个重要的部分缺失了，家族系统中存在问题，序位已乱。她遗失了这位姐妹。对于大女儿来说，自己这位已逝的姐妹是最重要的。如果母亲排斥所发生的事，只是心怀内疚地看向在世的孩子们，就会发生这种情况。她将堕掉的孩子们从自己的灵魂中驱赶出去。对她来说，他们最好从未存在过。但在世的孩子们却做不到这一点。她们想念自己的兄弟姐妹，她们在能量层面遗失了一些部分。归属的序位被扰乱了，长幼排序也被破坏了。

这时，母亲向着"去世的女儿"跪下。几乎是同步地，已经不再颤抖的"大女儿"向后退去。她转身背对这一场面。

索菲·海灵格：母亲跪下的那个瞬间，女儿的工作就完成了。她自由了。现在，序位被重新建立起来了。已逝的姐妹属于她的母亲，不属于她的姐妹。

索菲·海灵格（对李旭）：也看一看你第二个死去的儿子吧。他也需要你的关注。我到现在在你身上看到的只有顾影自怜。你堕掉的孩子们所等待的不过就是你的关注，等着你看他们一眼。

显然，看向"堕掉的孩子"对母亲来说非常困难。她的目光仍然落在别处。

索菲·海灵格：看看你的儿子吧。他也是你的孩子啊。你看不出来他在等你吗？

经过一再的要求，母亲终于做到了。她最终看向"二儿子"，并用双臂环住他。

索菲·海灵格：看向孩子的脸，看向他的眼睛，对他说，"我现在才准备好看向你"。

李旭：我现在才准备好看向你。

"男孩"做出了反应，抬起了头。他现在看向母亲的脸庞。

索菲·海灵格：对他说，"我现在才看见你！"。

李旭：我现在才看见你！

索菲·海灵格：看向他的眼睛，一直到你们的目光相遇。

很长一段时间后，所有人都能感觉得到：他们此时看到了彼此，感知到了彼此。

索菲·海灵格：跟他说，"我当时不想要你，我杀死了你"。

李旭：我当时不想要你，我杀死了你。

经过多次尝试，母亲终于能稳住目光，她和孩子们对视了很久。两个"儿子"的目光都充满了悲伤。

（过了一段时间）*索菲·海灵格*：给他起一个名字。

李旭想了想，给死去的大儿子起了一个名字。

索菲·海灵格：给他的兄弟也起一个名字。

李旭想了想，又给第二个已逝的儿子起了一个名字。

索菲·海灵格：现在你直呼他们的名字！

李旭喊出了两个儿子的名字。

索菲·海灵格：再来一次。看看你的儿子。看看他，看他双手一直在做什么。他明显既紧张不安，又悲伤难过。再一次叫他的名字！充满爱地呼唤他，带着满满的爱！他应该听得到你叫他，他应该知道你现在给了他属于他的位置。只有在你这里获得了自己的位置，他才能得到最终的安宁。

李旭叫他的名字。他的双手和双臂一点一点放松下来。

索菲·海灵格（对所有人）：母亲准备得越充分、越愿意注视这个孩子，这个孩子就越放松。

（当他的双手平静下来）**索菲·海灵格**（对李旭）：现在把他的头放在你的膝盖上。抱着他，如同他是你心爱的孩子一样。

李旭听从了指引，但是她把这个过程做得非常不情愿，既没有任何爱，也不体贴，甚至把自己身体的所有重量都压在他身上。他的双手较之前更加不安。

索菲·海灵格：你不能这样对他。他是你的孩子啊。带着你的感觉和爱去拥抱他！将他的头完全放在你的膝盖上，同时充满爱地抱着他！带着感觉去看他！如果一个母亲不知道怎样带着爱去拥抱自己的孩子，那么爱又在哪里？她根本没有爱。

李旭仍然将自己全部的重量压在"孩子"身上。她心不在焉，拖泥带水。然后她哭了。

索菲·海灵格：如果你当时也像现在这么哭的话，那么今天这个世界对于被你的拒绝影响到的人来说都将是自由的。

坐在"已逝兄弟"身边的"小女儿"和之前背过身去的"大女

儿"都非常仔细地看着母亲的每个动作。母亲转过头不再看这个"已逝的孩子"。

宁可是你,而不是我

索菲·海灵格(对所有人):她重新看向两个在世的女儿。她这样做似乎是想再次将责任推给女儿,认为她们应该替母亲承担责任。很明显,她在希望并且期待她在世的女儿们这样做。她不想承担这个责任。

索菲·海灵格再一次让李旭转向"已逝的儿子"并看着他们的脸。

索菲·海灵格:这对她有帮助吗?没有!如果一个人对于过去相关的人没有一点儿同情心,那么她在当下又怎么会有改变?她怎能不为过去的所作所为负责?这位母亲应该怎么做才能让这里的所有人、所有事都得到安宁呢?

索菲·海灵格示范性地张开双臂,她想告诉母亲,应该将所有的孩子聚到一起,拥抱他们,带着爱拥抱他们,拥抱所有的孩子!

索菲·海灵格(对李旭):一个母亲应该这样将孩子们抱在胸前,放在心里。

这位母亲——李旭——完全没有反应。她完全沉浸在自我的世界中,仍然心不在焉。

索菲·海灵格(对所有人):没有哪个词比"没兴趣"更适合形容现在这个情况了。无论是已逝的孩子们,还是在世的女儿们,他们各自孤单地坐在地上，互不相关，好像彼此间切断了联结。他们的目光躲躲闪闪地看向母亲，或者看着地面。每个人都是自己一个人待着。现场没有任何移动，也没有任何接触。

经过很长时间，索菲·海灵格没有观察到任何移动发生，于是她让李旭躺在"已逝孩子"的身旁。李旭躺在"孩子"旁边，非常轻松地舒了一口气。她放松下来，甚至微笑起来。

索菲·海灵格：我们能够看到，那里才是她想去的地方。而她在日常生活当中所处的位置使她像行尸走肉。

这时，李旭再次舒了一口气。

索菲·海灵格："跟着已逝的孩子们走"是她埋藏在心底的愿望。

索菲·海灵格（对"大女儿"）：对你的母亲说，"我也是"。

"大女儿"（对母亲）：我也是。

索菲·海灵格（对"二女儿"）：对你的母亲说，"我也是"。

"二女儿"（对母亲）：我也是。

索菲·海灵格（对所有人）：这些未解决的事情就这样一代一代延续下去。在世的人莫名其妙地感觉自己受到死亡的牵引，被卷入旋涡，自己却完全不知道这种神秘的渴望来自何处。在世的孩子们希望替母亲去死，并且说，"我代替你"。而母亲也暗暗同意。被卷入这种动力中的女性都拥有一种非常特殊的目光。我将这种目光称为"渴望的目光"。男人会特别受到这种女性的吸引。他们无意识中会感觉到她们对死亡的渴望，于是想要拯救她们。通常情况下，她们都是非常美丽的女人。这些男人们面对她们的愿望不知所措。这种关系从一开始就注定是失败的。但是，像之前所说的，男人们爱这些女人们并且想帮助她们。但是这种爱也行不通。通常，男人们会出于爱而替女人们去死，因为他们也会对所爱的女人说，"我代替你"。这种死亡的语言绝对帮不了任何人，只会让悲剧愈演愈烈。

代表的选择从来都不是偶然的

索菲·海灵格（对所有人）：代表们各自的议题也混在排列当中。没有任何一场排列是仅为一位案主而存在的、个体的排列。我们在这里可以看到，已逝大儿子的代表在他自己的实际生活中也是一模一样的境况。他在自己的个人生活中也是没有任何感觉的。今天上午，当伯特选中他进行排列时，他就是这样描述他想要解决的议题的。

代表的选择并非偶然。前提是排列师在选择代表时不能带有任何意图，并且不允许案主按照诸如年龄、外表等相似性来选择代表。这样更大的力量就会行动起来，做出选择。一旦排列移动起来，就不会再有任何巧合存在。因此，最重要的是排列师具备非常丰富的排列经验以及强大的感知能力。排列能否成功很大程度上取决于排列师是否不带个人意图、无所畏惧。因为在新排列中，代表经常变换自己所代表的人物角色。一位好的排列师会通过他们的行为辨别出这种角色的变换。也就是说，这里还有一股想要被承认而且必须被承认、被重视的隐藏动力。

索菲·海灵格（对被堕掉的大儿子的代表）：你感觉你在这场排列中的角色和你自己的人生是不是有某些联系？

被堕掉的大儿子的代表（点头）：对！这对我来说很有意义！

索菲·海灵格（对所有人）：今天，我在这场排列中突然意识到三个被堕掉的孩子的代表们在自己的人生中应该也处于同样的境地。当我询问被堕掉的大儿子的代表，在伯特邀请他上台时他个人想要解决的议题是什么时，他的回答是，他在生活中毫无激情，毫无自信，也毫无动力。当他描述了自己想要解决的问题后，伯特请他回去，并且说："这无法解决。"

现在，在这场排列中我们能够清楚地看到，他的决定是，在自己的人生中宁可做个行尸走肉，也不愿有意识地站到自己作为孩子的位置上去。只有这样，他在面对死去的兄弟姐妹和面对母亲时才能有良好的感觉。这一点该怎么解决呢？

对在世的孩子们的建议

索菲·海灵格（对在世的"大女儿"）：你能对你的母亲说些什么来终止这股死亡的动力呢？我现在建议你对她说，"妈妈，你杀死了我的兄弟姐妹！你不想要他们！"。

"大女儿"：妈妈，你杀死了我的兄弟姐妹！你不想要他们！

索菲·海灵格：对她说，"我从现在这一刻开始让你来承担这份责任，完全由你自己承担！"。

"大女儿"：我从现在这一刻开始让你来承担这份责任，完全由

你自己承担！

索菲·海灵格：重复一遍，"妈妈，你杀死了我的兄弟姐妹！从现在这一刻开始，我让你自己一个人承担这件事的责任！"。

"大女儿"：妈妈，你杀死了我的兄弟姐妹！从现在这一刻开始，我让你自己一个人承担这件事的责任！

索菲·海灵格（转向李旭）：你现在怎么样？

李旭：轻松多了！我好多了。我真的轻松多了。

索菲·海灵格（对所有人）：孩子们必须让母亲来承担堕胎的责任。对于女儿来说，这个责任过于沉重了。这是当初母亲做的决定，是她的所作所为，因此从能量上来说只属于她。接下来，在世的孩子要对自己的母亲说，"妈妈，如果你想跟着我死去的兄弟姐妹走，那么我放你走。我放你走。出于对你的爱，我赞同你这样做"。

"大女儿"：妈妈，如果你想跟着我死去的兄弟姐妹走，那么我放你走。我放你走。出于对你的爱，我赞同你这样做。

索菲·海灵格（问李旭）：你现在怎么样？

李旭再次轻松地舒了口气。她放松下来了。紧绷的身体也放松了。她表情舒展，容光焕发。

索菲·海灵格（问"已逝的大儿子"）：你现在怎么样？

"已逝的大儿子"：轻松多了！

索菲·海灵格（转向"大女儿"）：对你的母亲说，"我把你放在我心里，同时我现在开始过我自己的人生"。

"大女儿"：我把你放在我心里，同时我现在开始过我自己的人生。

索菲·海灵格（对"二女儿"）：对你的母亲说，"妈妈，我让你来承担这份责任"。

"二女儿"：妈妈，我让你来承担这份责任。

索菲·海灵格（对所有人）：只有把属于母亲的责任留给母亲，她才会好起来。母亲很愿意承担责任，因为这个责任是属于她的。她在寻找着、等待着自己创造出来的那部分结果。

索菲·海灵格（对"已逝的二儿子"）：对你的母亲说，"妈妈，我让你来承担这份责任。它是你当时的作为引起的，它属于你"。

"已逝的二儿子"：妈妈，我让你来承担这份责任。它是你当时的作为引起的，它属于你。

李旭仰卧在地上，大声而轻松地答道："谢谢！"

索菲·海灵格（对所有人）：我们可以在母亲的声音里听到那种轻松，可以在她的脸上看到那种轻松。现在，所有人都归于他们正确的位置上了。所有家族成员的序位已经按照他们的归属与排行被重新建立起来了。

进入更广的维度

从个人排列到团体排列

索菲·海灵格（对所有人）：观众中有没有人与这里的代表们有相同的感觉？感觉符合自己的情况、受到触动或者感到共鸣的人，请举手。

三分之二的参与者举起了手。

索菲·海灵格：就像我们所看到的、所体验到的，这场排列并非只针对站在这里的代表们！

索菲·海灵格（对所有举手的人）：请你们全都进入排列，找好位置，确保自己能够看见母亲的脸。

每个人都为自己寻找正确的位置。大部分参与者都围绕着躺在地上的李旭和已逝孩子的代表。

索菲·海灵格（对后上场的参与者们）：对加入进来的人来说，这位女士现在代表的是你自己的母亲。现在她就是你的母亲，她代表你的母亲。现在，从你内在的中心去联结你自己的母亲，向内去感受你有多么爱你已逝的兄弟姐妹！在你的心里给他们一个位置！感受你

与你母亲之间的联结！感受你多么爱你的母亲！不用着急，慢慢来！
疗愈需要时间。

让人揪心的一幕上演了。四周站立的参与者陷入痛苦与悲伤之
中。他们忍不住哭泣起来。

（很长一段时间之后）*索菲·海灵格*（对后上场的参与者们）：
现在你可以感觉一下，你与自己兄弟姐妹的联结有多深，以及你母亲
和他们的联结有多深。

这些参与者们发自内心地啜泣起来，他们被深深地感动了，真情
流露。

索菲·海灵格：秘密已经昭然若揭。

这种痛苦和悲伤持续了大概十分钟。

索菲·海灵格（对后上场的参与者们）：现在请睁开眼睛！不要
哭了！你不是受害者。我们不是在指责任何人，我们仍然在感同身受
当中。现在，在内心默默重复，"妈妈，现在我让你来承担杀死我兄
弟姐妹的责任"。

后上场的参与者们在内心默念这句话，有很多人大声说出来：
"妈妈，现在我让你来承担杀死我兄弟姐妹的责任。"

索菲·海灵格：现在，在内心默默地说，"妈妈，我让你来为当
时发生的一切承担全部责任"。

后上场的参与者们（在内心默念）：妈妈，我让你来为当时发生
的一切承担全部责任。

索菲·海灵格：在内心默念，"我现在也允许我已逝的兄弟姐妹

站在你那边。我带着爱看着你们"。

后上场的参与者们（在内心默念）：我现在也允许我已逝的兄弟姐妹站在你那边。我带着爱看着你们。

李旭越来越放松了。

索菲·海灵格（问李旭）：你怎么样了？

李旭：我身上好多地方都轻松多了。我心里的重担消失了，完全消失了，就那么简简单单地消失了。

李旭现在睁开了眼睛。她非常清晰地听着一切，观察着一切。

索菲·海灵格（对后上场的参与者们）：对我们人类来说，当我们完完全全认可所有的作为和经历必然全部属于那个始作俑者时，就会得到这样的结果。她对自己的所作所为享有权利和责任。这是她创造出来的部分。当我们认可当时所发生的事实时，一切才能够获得安宁与和平。我们要做的是停止各种评判。每一个有已逝兄弟姐妹的人也应该承认自己是有兄弟姐妹的。这样，同辈排行就会发生变化。现在对已逝的兄弟姐妹说，"你已经死了。但我还活着！"。

后上场的参与者们：你已经死了。但我还活着！

索菲·海灵格（对所有人）：能看到吗？母亲的眼睛这时才能闭上。她的内心获得了安宁与和平。她再次成为完整且完好的。至于母亲在世与否，对此并无影响。各个场域相互渗透。僵住的部分移动起来了。

索菲·海灵格（对后上场的参与者们）：留住你心里现在的这种感觉，在你的余生中都带着它。将它保存在你心里，以爱为荣！你回到家里后，不要抱怨母亲。反过来，你要在心里带着爱默默对她说，"妈妈，我让你来承担所有的责任！你这么大了。现在，我留在我自己的位置上"。

后上场的参与者们（在内心默念）：妈妈，我让你来承担所有的责任！你这么大了。现在，我留在我自己的位置上。

索菲·海灵格：对已逝的兄弟姐妹以及你的妈妈说，"现在我要用自己的生命做一些美好的事了"。

后上场的参与者们：现在我要用自己的生命做一些美好的事了。

索菲·海灵格：对他们说，"我用这种方法向你们作为我的妈妈、兄弟姐妹致敬，我要用它做一些美好的事。你们一定要看一看。我通过这样的方式让你们从此得到安宁"。

后上场的参与者们：我用这种方法向你们作为我的妈妈、兄弟姐妹致敬，我要用它做一些美好的事。你们一定要看一看。我通过这样的方式让你们从此得到安宁。

索菲·海灵格（对后上场的参与者们）：同时你们可以感受一下，你的兄弟姐妹和母亲反过来是如何支持你们的。允许这种感觉进入并且贯穿你的人生。感谢所有人！

上面的排列表现得很清晰：首先我排列了两位代表，但是接下来什么都没有发生。然而接下来，如同剧院的舞台拉开了帷幕，一出完整的悲剧徐徐展开。李旭的腹部堵塞了，她的能量都被封在了腹部。这股能量既不能从腹部向上流动，也无法得到释放，只能堵在腹部。这也意味着她迟早会出现身体方面的问题。她在做什么呢？她在寻找出路，因为她的人生平静得如一潭死水。

"我替你，亲爱的妈妈"

索菲·海灵格（对李旭）：你在世的两个女儿有多大年纪？

李旭：十四岁和十八岁。

索菲·海灵格：哪个女儿的问题更大呢？大女儿，对不对？我们在排列当中看见的、体验到的就是这样。

李旭：对！

索菲·海灵格：到目前为止，涉及与已逝和被堕掉的孩子有关的议题时，排列中呈现出来的情况通常一模一样。堕胎的女性无法正视死去的孩子，她们只把目光投向在世的孩子。对这些在世的孩子来说，后果很沉重。我们在排列中看到的正是如此。你的女儿把所有的责任都扛在自己身上。她不好过，其他人——她的兄弟姐妹和作为母亲的你——也不好过。大女儿在自己的内心说，"我来将过去的序位还原，我站到你的位置上面对我死去的兄弟姐妹"。然而一个孩子发出这样的愿望，注定是要失败的。正如我们在爱的序位中反复描述的，这是对序位的阻碍。

索菲·海灵格（对所有人）：在这场排列中我们能够很清楚地看到，一场排列如何能自主进行并且在更大范围、更多层面展开。我早就想结束这场排列了，因为我们已经超时很久了。然而排列是不能中断的，因为它已经延伸到更广、更多的维度中了。

所有感觉这场排列符合自己的情况的、被感动而陷入其中的参与者围在代表周围，他们感动地看着"死去的孩子们"，同时明白了"这是我的兄弟姐妹"。这些参与者在他们的人生中处于同样的境遇之中。从这时起，案主李旭不再仅仅代表她自己孩子的母亲。她的角色发生了变化。一股更大的力量作用于她，使她成为世界上所有堕过胎的母亲的代表。当家族中的排行体系遭到破坏时，受到影响最大的是被堕掉胎儿的兄弟姐妹。

今天这场排列一开始很让人惊奇，所有代表中没有任何一个人能够移动。当我将案主的两个在世的孩子加入排列后，产生了一股出人意料的动力。我突然了解了全局——堕胎的后果会转移到母亲在世的孩子们身上，已逝孩子的兄弟姐妹是受到影响最强烈的人。我很同情案主在世的孩子们。对于母亲，我们已经无能为力。她早已结束了她的人生。这也是为什么她无法像拥抱她心爱的、令人哀痛的女儿一样，将她（已逝）的儿子拥入怀中。她的内心早已经死了，心如止水。这种动力通常会在堕过胎的女性身上出现。因为每堕一次胎，她们内在的一部分就会死去。这是一种自我保护——避开来自过去的痛苦，她不肯与被堕掉的孩子们正面相对。为什么不肯面对？因为太痛了。她想停留在当下，不愿再与过去的事有什么瓜葛。因此她看向别处。这场排列呈现出一股大家早已知悉的动力。母亲隐隐地想用自己的死来赎罪。而女儿感受到了母亲想要死。

她在内在对自己的母亲说，"宁可死的人是我，而不是你，亲爱的母亲"。重要的是，母亲同意了这种做法——当然，她的内在并没有意识到这一点。她隐隐地希望能摆脱这种无意识的桎梏。

"你来替我，孩子"

这是一股普遍存在的动力。母亲不想面对她堕掉孩子这件事情，不愿再想起这件事。她隐隐地对这场死亡心怀愧疚。这通常会导致疾病或意外事故。她内在的不为人知的愿望就是消失、去找死去的孩子们，因为她在寻找完完整整的自己。因为这一过程是完全在无意识中运行的，她并没有意识到这股隐藏的动力。她在世的孩子们感受到了她对死亡的渴望，想要将它——可能是疾病，也可能是意外事故——从她身上去除。母亲感受到孩子们这份伟大的爱，她在内在说，"最好你来替我，孩子"。这与善恶无关，但确实扰乱了整个系统。孩子们的表现与众不同。他们表现得仿佛他们是大人，而母亲才是孩子。在这个家族中，没有人获得安宁，争吵不断，矛盾无法调和。在学校里，类似的剧情也会在孩子和老师之间不断上演。这些孩子找不到依靠、重视和尊重。他们失去了界限。他们站在了错误的位置上，但并非出于恶意。他们很绝望，怀揣着对母亲深深的爱却无法表现出来。他们准备好为她献出生命。但很明显，他们表现出来的正好相反。我们不要被这种表象所蒙蔽或误导。

堕胎对在世子女的影响

对于孩子们来讲，这股无意识的动力会带来什么样的后果呢？

1. 有的孩子会在无意识中决定，让自己像行尸走肉一般；

2. 有的孩子会伤害自己的身体；

3. 有的孩子会进行某种危及生命的体育运动；

4. 有的孩子会表现出攻击性；

5. 有的孩子会出现社会行为障碍；

6. 有的孩子会一直莫名其妙地感觉到愧疚，却找不到任何明显的原因；

7. 有的孩子具有上述所有特征；

8. 这些孩子总是做出异常行为，喜欢评判和拒绝，且容忍度极低。

据我观察，被堕掉胎儿的在世兄弟姐妹更容易生病，或者即便长大成人还是有很多古怪的行为方式。他们当中多数人很少或者完全没有成功过。他们既不缺能力，也不缺天赋；他们缺少的是动力与自信。他们无法也不愿意将生命完整地从母亲那里承接过来。他们在内在一直活在与母亲的冲突之中，一直拒绝她身上很多东西，然而最终都会成为母亲的样子。

悖论

出于盲目的爱，他们甚至想替母亲去死。这听起来是完全矛盾的，但是他们的能量就是这样被束缚住了。他们的恐惧比别的孩子更多，或者他们会胆大妄为到一种极其不健康的状态。在无意识当中，他们一直隐隐感到愧疚，甚至为自己活着而愧疚；他们会无缘无故地对生命感到愧疚，一旦有什么事情出错了，他们就会感到跟自己有关，并会为了跟他们无关的事情去辩解。他们无意识地在内在最深处与他们已逝的兄弟姐妹相联结，经常把活着当作负担。他们总感觉自己会做错事，而且觉得他们获得的太少了。什么太少了？一切都太少了。尤其是获得的关注太少了。

所有这些感觉与行为方式完全都发生在无意识中，并给他们的人生制造了巨大的障碍。所有的一切，尤其是生命，对他们来说真的没那么简单。系统中的序位遭到了破坏，等级序位受损，序位排列错误。如果他们有了自己的孩子，这些孩子通常也会无缘无故地做出一些古怪的行为。

我们在这场排列中所见到的、所体验到的一切让我知晓并明白，案主用她个人的故事为我们打开了通往另一个维度的入口。在那里，诸多未解决的事，尤其是已逝的家族成员们，都在等待着被承认、被认可。

参与者们每将责任还给自己的母亲一次，代表着所有母亲的案主就会多一分平静。每个参与者都能看到、感受到，这里的排列不再只关乎一位母亲，而是同时涉及成千上万堕过胎的母亲们——这些母亲们是仍然在世还是早已离世都无关紧要。

没有人能够从她们对自己的所作所为产生的罪恶感中拯救她们。当我们将责任还给母亲时，她们如果能够接受这些，就能自行解脱出来。只有她们自己才能拯救自己。而我们作为见证人，会陪伴这种移动。这场排列中的移动到达了一个非常重要的层面。在这个层面上，联结与爱再次成为中心。

责任属于做出这一行为的人

那些因为产生共鸣而被吸引加入排列并且能够将责任还给母亲的参与者们体验到：母亲的代表越来越放松，过了很长一段时间后她可以闭上眼睛了。我们还记得，那位作为所有母亲代表的案主最后说她自己感觉心里越来越轻松，而且不断变得更轻松。所有属于她的，重归于她了。这些内在的移动会长时间持续，直到它们完全达到目标——让心灵获得安宁。

拯救在世子女

正因为如此，这场排列才对隐藏的背景事件进行了更深层次的探索。这场排列还创建了一块里程碑，它成为拯救在世子女的标志。让他们允许自己的生命——取代死亡——再次成为中心。如果想完全唤醒在世子女的完整的生命力量，那么在世子女就必须从内在认同"我让你来为所发生的事承担所有的责任，为曾经发生的一切承担责任。你要处理属于你的那些部分，它们都属于你，一直如此。现在，我接受属于我的位置。我感谢你给了我生命"的观点，并对母亲说出来。

通往和平之路

一场排列伊始，我们完全不知道会踏入哪一个层面，也不知道是谁、有什么在那里等待着被解救，以及这些又将怎样引领着排列。这场排列中，让我印象深刻的是，有这么多人在这里哀悼他们已逝的兄弟姐妹以及母亲，他们在人生中感觉死气大过活力，这一切并非偶然，而且通常还会导致疾病、意外事故、自杀或者死亡——这样会再一次加重母亲的过错。

对我来说，这次排列中的移动来自另一个维度。我再重复一次：无论从态度还是感觉上来说，对我而言，每一场排列都如同一场礼拜仪式。我坚信，通过家族系统排列，我们有可能给世界创造和平，或者保卫世界免于崩塌。因为和平永远始于自己的灵魂，而非来自外界。

过错

如果因为一场排列而阻止一个人自杀，并且让他准备好将过错和所有责任留在它们本该属于的地方，那么排列的工作就有价值了。

不然的话，世界上可能又会多一个从小就怀有与自身无关的罪恶感的孩子。这是一种承接的罪恶感。这里是指无意识地从他人那里承接过来的罪过感，它无处不在。而人们很难辨别出这种罪恶感是从他人那里承接过来的。仅出于这个原因，我们就不可能轻易地解决它。对于有意识的过错，总会有一些方法可以弥补。例如，犯人会被关进监狱，或支付一定的赔偿金；当你与伴侣吵架或对什么人做错事时，对方也会期待你做出补偿。一旦做出了足够的补救，一切就可以顺利地继续下去。那些在与"上帝"的关系中犯了过错的信徒、背负过错之人可以去神父那儿忏悔或者从事一些社会义务工作，从而让自己感觉好一些。

无意识的过错

我们如何处理无意识的过错？我们只是一直感觉自己有错，不断有危机感出现，却不知道这种感觉从何而来。与一个对所有的事——无论是不是自己做错了——都怀有负罪感和责任感的人共同生活，几乎是不可能的。

今天我们在这里共同设立了一个里程碑，日后我们要继续将它发扬光大。我们能够看到和感受到，对很多人来讲，这曾经是而且仍然是一个很重要的任务、一个很伟大的解脱途径。每一个对这一议题有感应的人今晚都可以在家里设一个类似的标志物。也许你可以在家里放一张小小的供桌，经常在上面放一些小礼物来制造一种仪式感，并点一根蜡烛来纪念，好让自己时不时能想起来。

经常有负罪感的人可以重新找回力量，重新用自己的力量站起来。他们不用也不应该捍卫任何与他们无关的事情。

下面要提一下家族系统排列工作中设立的另一个里程碑。它出现在2015年7月伊尔库茨克进行的一场排列中。

2015年7月，在俄罗斯伊尔库茨克的一个剧院中，堕过胎的母亲们以疗愈为目的为她们的孩子们掀起了第一次大规模行动——"世界被堕胎儿童纪念一小时"排列。排列刚开始的时候十分寻常。一位非常年轻漂亮的女士（案主）如此形容她想要解决的议题："我想要一个孩子，但是一直没有。"

索菲·海灵格：你曾经有机会有一个孩子吗？

案主：有！

索菲·海灵格：你曾经还有其他的机会有孩子吗？

案主：有，一共两次。我那时无法要这些孩子。对我来说，那不是要孩子的好时机，所以我打掉了他们。

索菲·海灵格：回溯到过去，去想那两个孩子，现在分别给他们起个名字。

案主闭上眼睛。过了一会儿，索菲·海灵格递给她一根蜡烛和一根火柴，让她点燃蜡烛并且摆放好，以纪念两个孩子，同时说，"纪念你"。

索菲·海灵格：大声念出他们的名字，一个一个念，让我们为你见证。

案主情绪激动地完成了一系列动作。她泪流满面，一直站在蜡烛面前大声痛哭。

索菲·海灵格：台下的参与者中如果还有人和她一样的，可以起身到这里来。

第一个人犹犹豫豫地通过台阶上了舞台。索菲·海灵格递给这位女士一根蜡烛和火柴。她盯着手中燃烧的蜡烛看了很长一段时间，然后才向其他点燃的蜡烛所在的位置走去，并将自己的蜡烛放在那里，大声说出自己堕掉的孩子的名字。接下来，越来越多的人走向舞台，重复着同样的处理过程。差不多两百位女士和男士排起了长队。他们一个接一个上前。有的人声音洪亮，有的人低声细语，更有的人泣不成声；还有的人在台上站了很久，念出六到十个名字。让人揪心的一幕正在上演。当时释放出了多么巨大的痛苦！

索菲·海灵格：我们亲眼看见，一旦这些记忆被唤醒，女性会遭受什么样的痛苦。

他们一直低着头站在舞台上，在排列整齐的燃烧着的蜡烛周围围成一个半圆。当蜡烛已经不够分给仍在等待的人时，索菲·海灵格上前点燃一支大蜡烛，大声说道："这支蜡烛是我为全世界被堕胎的孩子们点燃的。他们不被允许看这个尘世，哪怕匆匆一眼。现在，我们一起纪念他们。"

索菲·海灵格动情地、全神贯注地在蜡烛前面站立良久。她在用这一方法纪念所有被遗忘的孩子们。整个大厅死一般寂静。参与者们都动容地站着，低头注视着燃烧的蜡烛。接下来的烛光纪念仪式持续了整整五个小时，直到二十三点才结束。

索菲·海灵格：这场排列所影响的维度之广已经因为我们的所作所为而超乎我们的想象——它会影响到全世界所有被堕掉和被遗忘的孩子们。我们邀请他们，好让每个人最终可以为自己的灵魂找到安宁。

在这里，母亲们和父亲们不仅仅在守护他们自己堕掉的孩子，也在守护全世界所有除我们之外没人关注的被堕掉的孩子们。

看门人和管理员原本必须在二十点关闭这家剧院，在俄罗斯这项规定非常严格。然而他们实在无法打断这场仪式。他们眼眶湿润地说："哪怕冒着丢掉工作的危险，我们也要留下来。"其中一位看门人在和舞台上的人们一起哭。他们一直等到最后一根蜡烛熄灭。当整个房间陷入黑暗后，所有人才满怀深深的感触悄然无声地离开了房间。

在此后一年半的时间里，世界各地都出现了类似的感人活动。又过了半年后，便几乎没有这类活动了。在我看来，这是一次集体疗愈，让整个场域得到了平静。

那些被堕掉的孩子以及那些与这一主题相关的、徘徊不去不知归处的母亲们，在台湾的那场排列中得到了呈现的机会，并获得了最终的解脱，自由地开始新生或者前往其他的维度。在这里，我们共同为所有被堕掉的孩子和他们的母亲立起一座里程碑。我们甚至通过一场纪念会来哀悼他们。因为当时没有歌手在场，我就问已逝男孩的代表是否可以给所有人唱一首歌。于是他唱了一首感人的歌。我对他说："通过你的这首歌，我们引导所有已逝之人走上了通往无限的道路。"

身体的记忆

死去的孩子不仅存在于母亲的记忆里、身体里，还存在于他们兄弟姐妹的身体里。孩子能够天然地知晓自己是否有被堕胎、自然流产或夭折的兄弟姐妹。因此孩子有权完整地了解事实，并借此得知自己正确的位置。否则这个孩子永远都在寻找，尽管他或她完全不知道自己寻找的是自己的兄弟姐妹。虽然他或她看起来已经拥有了一切，但总感觉人生中有什么东西在驱动着自己去寻找，总觉得缺了什么东西。

这些认知完全可以被视为在家族系统排列中反复出现的情形的科学证据：出生前就死亡的孩子——无论是因为堕胎还是自然流产——都会继续在家族系统中存在，并在其中拥有完全属于自己的位置，因为他们身体的细胞在母亲体内游走，并借此进入所有弟弟妹妹的体内。前一阵子我跟一位医生朋友谈到了我的一些观察。从那以后，她会在每一位患者进行第一次治疗前询问他们兄弟姐妹的情况。她开发出一套系统，让自己能够识别出这位患者在兄弟姐妹中排行第几。如果患者处于他应有的位置，治疗大部分都会成功；反之，很多治疗都无济于事。就好像他们会在其他地方——更确切的说法是——在其他人身上找到他们的目标。如今，如果不被提前告知兄弟姐妹排行情况，我的朋友会拒绝治疗患者。她解释说，从那以后，她的综合整体替代疗法的成功率能够达到95%。有人工授精情况存在的兄弟姐妹的排行情况经常是最糟糕的，因为未成活的胚胎也会在无意识层面上影响父母，特别是母亲，还会影响其兄弟姐妹。

堕胎对伴侣关系的影响

堕胎对伴侣关系有着决定性的影响，因为堕胎之后女方就不再跟以前一样了，而男方也会很敏感地对此做出反应。一般来说，堕胎之后伴侣关系就结束了。用图像化的语言来表达就是，伴侣也会随着孩子一起"被堕掉"。通常，爱承受不住如此沉重的负担。

无论堕胎的理由是什么，父母总要为此赎罪。外在表现通常为女方不想要、找不到，或者无法留住任何伴侣；还有一种多发状况，就是即使万事俱备女方也无法再怀孕；又或者女方会患严重的疾病，比如癌症——她在为这次堕胎暗自赎罪，而疾病正是一种赎罪的形式。这是思想和信念、感觉与良知的力量在运作。

如果堕胎发生在婚内，那么双方的性关系基本就会随之结束。特别是当人们想要拒绝去想堕过胎这件事的时候，影响尤为明显。人们只是幻想可以把这件事当作没有发生过。不能把孩子生下来的原因有很多。但是相对地，胎儿—母亲的细胞传输已经产生。我们不能把胎儿当成一件物品或一份财产而随意处置——他或她似乎一直都存在。多年来，我在排列中总是会发现，堕胎通常比把孩子生下来的负面影响大得多。因为和把孩子生下来作为赎罪方式所带来的身体上的负担相比，堕胎在心灵的维度给人带来的负担更大。把孩子生下来——不管怎样总会有办法的，而且还有开启一条新的道路的可能。因为根据我的观察，每一个人自从被创造出来，就会受到特殊的保护。

有时候男方会逃避责任，但是这个责任最终是属于父母两个人的，谁也不能推给对方。女方更不可能这样做，因为她是做最终决定的人，她身上的罪恶感会更强烈。我只见过一个特例，其结果与众不同。我后面会讲述这个特例。

将被堕掉的孩子带回家族中

即使男方对堕胎一无所知，并因此没有参与决定，他仍然对此负有责任。如果他得知了这件事，他还是必须要面对它。因为堕胎是施与受的极端情况——孩子付出所有，父母接受所有。父亲即使一无所知，也接受了所有。因此必须告诉他堕胎这件事。

我们该怎么做呢？必须将被驱赶出去的（被堕掉的）孩子再次召回、纳入家族中。方法就是父母将深藏的痛苦表达出来，去悼念被堕掉的孩子。这样做就会让这个孩子再次回到大家的视线中，被看到，并且受到尊重。于是，孩子与父母就会达成和解。但是很多女性拒绝面对所发生的事。

很久以前，伯特就推荐父母们做下面这个练习：

> 父母看向被堕掉孩子的代表，将一只手放在他的头顶上。这样做，孩子就会被看到，而且父母的眼泪也会流出来。他们安慰着"孩子"。然后，母亲可以说，"我是你的母亲，你是我的孩子。现在，我接受你，我的孩子，并在我的心里给你一个位置"。父亲也可以说同样的话。

在传统家族系统排列中，人们认为这样做就能使一切归入序位。实际上我从来没见过归位的情况发生——谋杀还是谋杀。

刚刚开始进行排列工作的时候，我的丈夫伯特曾经认为被堕胎的孩子不属于整个系统，也不属于他或她的兄弟姐妹，而只属于其父母的伴侣关系。因此，最初人们认为不应该对自己在世的孩子讲述堕胎的事。堕胎应该算是父母之间的秘密，而不应牵扯其他的孩子，也就是被堕掉的孩子在世的兄弟姐妹。在伯特早期的书籍中我们也能找到这种观点。但是这已经过时了，伯特后期的书中对此进行了正确的阐述。

随着家族系统排列向新家族系统排列的持续发展，我认识到所有的孩子——包括被堕掉、自然流产和死产的孩子——都属于家族系统，并且是其父母所有子女中的一员。因此在世的孩子们必须知道他们的事。否则的话，这个家族中兄弟姐妹之间的序位就会遭到破坏，他们在生活中会感到没有力量。

在这里我想举一个例子。在一次工作坊上有一位参与者跟我讲述，她小的时候似乎一直很肯定自己有两个哥哥，但是她是父母唯一的孩子。在她三十多岁的时候，她的母亲告诉她，自己在她出生很早之前曾经堕过两次胎。母亲还知道两个被堕掉的孩子的性别：那是两个男孩。不仅是母亲，连女儿也会通过细胞交换与被堕掉的孩子们彼此纠缠，并因此知道这件事。

我再举一个例子。一对夫妇带着这样的问题来找我：妻子不顾丈夫的强烈反对，每次度假归来都会带一两条狗回家。妻子已经养了十一条狗了，却一定要再养两条。丈夫完全反对。在排列中出现了十三个兄弟姐妹之后，这位妻子在兄弟姐妹中的排行才安定下来。做完排列两个星期后，她写信告诉我，她询问了她的母亲——没错，母亲说她经常去国外堕胎，因为堕胎在本国是不被允许的。而她一共堕了十三胎。

被堕掉孩子的父亲做的一场排列

一个坐轮椅的男人来到工作坊，他大约四五十岁。第二天他要求做一场排列。他说三年来他连切面包都办不到，更不要说自己穿衣或者照顾自己了。他患有多发性硬化症，仿佛行将就木。他问我是否能为他做点儿什么。

我为他选了一位男性代表，在会场里开始排列。代表只盯着地面看。我就在他盯着的地方加了一个人。这个人很快蜷缩在一起，就好像他想离开这个位置却做不到。我问这可能是什么意思，案主无法回答。地上的人继续蜷成一团，呈现出胎儿的姿势。我问案主，他对此有什么想说的。但我还是没得到任何回答。

索菲·海灵格：你有孩子吗？这人的动作好像一个受惊的胎儿。

案主：没有，我没有孩子。我没结过婚。

索菲·海灵格：你之前是否跟某人有过固定的伴侣关系呢？

案主：有，但是对方已经离开我了。

索菲·海灵格：没有任何理由就离开了吗？

案主：我找不到任何合理的解释。她患上了抑郁症。

索菲·海灵格：为什么？

案主：我没办法理解。但是可能与孩子有关。

索菲·海灵格：我还以为你没有孩子。

案主：我确实没有孩子，因为那个孩子并没有出生。

索菲·海灵格：为什么没有？

案主：打掉了。

索菲·海灵格：你说话的方式听起来好像你对此很高兴。

案主：对，她想要和我一起生活的话，打掉孩子就是我的条件。

索菲·海灵格：你现在还和她在一起吗？

案主：没有。

索菲·海灵格：也就是说你让她二选一，换句话说，你给她下了最后通牒，对吗？

案主：对，是这样。我跟她说必须打掉孩子，该怎么样就怎么样。我不想要孩子。

这句话一出，地上蜷缩着的人（实际上，这个人是我选出来作为这个男人的疾病的代表的）开始颤抖、抖动，好让自己借此从那个位置上移动出去。

索菲·海灵格：这个孩子实际上是因为害怕在强烈颤抖。

索菲·海灵格（对所有人）：我在一个纪录片中看到过，一位美国医生展示了一个胚胎在堕胎工具进入女性子宫之后的行为。那个胚胎面对镊子时竭力躲向子宫壁的画面真是让人揪心。同时，胚胎在颤抖。地上的代表给人几乎同样的感觉。这让我想起那部纪录片。

索菲·海灵格（对案主）：对这个被堕掉的孩子说，"我当时不想要你，你必须死。而今天，我也在恐惧面前颤抖，就和你当时一模一样"。

案主很受感动，但他认为这不可能是他变成现在这样的原因。

索菲·海灵格：我在这里终止这场排列。你想怎么样，留给你自己决定。

参与者们都深受触动，很多人哭了起来。接着，我引导所有人做了一个静心冥想，然后我们就进入了休息时间。

第二天，在这场工作坊快结束的时候，我问有没有人想给些反馈。最后一排的一个男人举起了手。我没看出来他就是那个坐轮椅的男人，我允许他发言。他突然站起来，向前伸出手臂，没借助任何的辅助在过道向我走了几步。他将双手举在空中，没有一丝颤抖，说道："今天的我是这样的。"然后，他返回轮椅那里，站在轮椅前，把它一把推开，说道："现在，我用不着它了。"所有的参与者都屏住了呼吸——我也是。

"没错，当时我强迫那时的伴侣去堕胎，"男人继续说道，"昨晚我重新回忆了每一次对话，每一次争吵。对我的伴侣来说那一定很残酷。而且我突然能够在我的全身上下感受到当时蜷缩在地板上颤抖的那位代表的感觉。我大汗淋漓，就好像刚淋完浴一样，我的床单湿透了；我噩梦连连。这是我人生中最可怕的夜晚。当我再一次睁开眼睛的时候，我就像一个新生儿一样。我突然能够伸展身体，站起来，给自己做早餐了。我真的不知道说什么好，我衷心地感谢你们所有人。我自己都无法解释这样的奇迹是怎么发生的。之前我的医生给我做出了我永远不想再提起的诊断。但是现在我可以说，'我是活着的。而且我会一直活着'。

"我醒来的时候，天还很黑。我没有打开灯，而是点亮了一根蜡烛。我对着这根蜡烛说话，就好像它是我的孩子一样。看上去，蜡烛好像在用它跳动的火焰听我说话，对我说话，而且还会回应我。

"我深受触动，深深地受感动，并且怀着最深的感恩。"

唐氏综合征

母婴之间的细胞传输是不受妊娠期长短影响的，而且影响深远。比如，通过至今还未完全废止的羊水穿刺确认了胎儿患有唐氏综合征后，母亲不得已终止妊娠，然而她的体内仍然一直含有相应的细胞物质，而这些细胞可能会作为母亲的细胞进入以后怀上的胎儿体内。这就会导致完全错误的诊断——比如说，一个健康的胎儿可能会因此被堕掉。因为我们没办法识别这些细胞来源于哪个胎儿。有些女性在拿到唐氏综合征的诊断后还是决定留下孩子。而有时候，这个孩子是健康的。终止妊娠会在很多维度上带来严重的后果。

总的来说，让人惊奇的是免疫系统能够耐受多个生物体之间进行的干细胞交换。尽管母亲和胎儿的细胞具有不同的表面分子，彼此会将对方的细胞识别为外来细胞，但是这并不会引发器官移植时的排异反应。波士顿塔夫茨大学的科学家戴安娜·比安驰（Diana Bianchi）推测，从另一具身体移入的细胞甚至会反过来改善自身细胞的免疫耐受性，嵌合细胞能够使双方细胞的免疫耐受性得到增强。纽约阿尔伯特·爱因斯坦医学院的研究者杰夫·莫尔德（Jeff Mold）进行的一项研究说明了这种看法。他通过一系列小鼠实验表明母体的细胞进入了胎儿的淋巴结，这对排异反应有舒缓作用。看起来，这些细胞会训练孩子的免疫细胞耐受母亲的细胞。

Chap.
Five

第五章

告别基因之力

当达尔文于1859年发表他的著作《物种起源》时，他或许并没有预料到自己所确立的关于人类及其发展可能性的观点会对世界造成长达一个多世纪的影响。他也说过，他的观点来自"父母会将个人特征遗传给他们的孩子"，个体的特性就是由这些遗传因素决定的。科学家们由此坚信，可以在细胞中找到决定生命的遗传机制。从DNA双螺旋结构与功能的发现过程来看，这似乎得以实现了。因此人们确信已经认识到遗传因素的本质，并相信借助操控基因能够实现奇迹般的疗愈，以及迎来"设计婴儿"的时代。

起初人们还以为DNA的作用只局限于身体特征，但很快人们就开始相信：一个人的情绪与行为也可以追溯到他的基因。但是坚信这种观点就可能会犯下一个严重的错误。基因本身是无法自行开启或者关闭的，而更多是由引发它活性的环境来决定的。我们的注意力、感觉以及设想所在之处决定了我们对生命的感受。而细胞会通过激素调节过程对此做出反应。在这个过程中，蛋白质起到了至关重要的作用。

这一领域的开创者是之前已经提到过的美国细胞生物学家布鲁斯·立顿，他在《智慧细胞：经验如何控制着我们的基因》一书中对这个发现进行了描述。在他攻读博士学位期间，他的教授在克隆干细胞方面给了他一个建议，他一直念念不忘，但直到多年后他才明白其中的含义：如果细胞结构不稳定，那么必须在细胞的生存环境中寻找原因，而不是归因于结构本身。他很快就确定，细胞在健康环境中生长得最好。而曾经在恶劣环境中萎靡不振的细胞在环境得到改善后则得以恢复。

这一法则也适用于人类，特别是儿童：因为他们并不是自己决定了自己的行为和态度，而是在复制从父母那里和（或）生活环境中所学到的。

因此，孩子们开发出一套内部程序，而这套程序会掌控他们的一生——人们只有使用特殊的方法才有可能将它改写。这也解释了为什么大多数成年人一直在机械地重复着同样的行为。

这一结果意味着：我们的环境以及我们在此间形成的内在画面和被此触发的感觉决定了我们未来的人生。成年之后，每个人都要自己选择在怎样的环境中停留、移动，并让自己感觉舒适自在。而最终结果就是每个人都是自己人生、自己喜怒哀乐的创造者。每个人都可以自由改变生活的环境，并借此谱写新的人生，但是前提是需要做出一个清晰并且有力的决定。抓住旧有的环境不放当然容易得多，不需要付出任何努力。如果不接收新信息，不吸收新的内容，不改变自己的态度和观念，那么生命就不会有任何改变，一切照旧。如同一台计算机的软件，从未更新，也不更换。

基因决定论过度强调自然的作用，坚信生物是由基因决定的。这对个人人生观有着灾难性的影响。一个人如果相信自己的生命是由自己继承的基因所决定的，他就很容易踏入迷途，摆出"命中注定的受害者"姿态。很多人都是这样——很多人甚至一生都如此。数百万人将沉重的痛苦或性格弱点归咎于基因的影响，而没有把它们与个人的精神、心理、情绪因素联系起来。虽然有的基因的确会影响一个人的某些行为和特征，但这些基因只会在收到环境给出的信号后才产生作用，而不会自行激活。

在家族系统排列中，人们可以识别出这些不断重复、加重负担的信号，理解并且看到它们在系统中已经不断重复了很久——通常会重复一辈子，而且没有任何改变的可能。

是的，通过源头海灵格家族系统排列，我们可以改写，甚至完全清除从他人那里承接过来的、旧有的负担——效果要看案主意愿的强烈程度。

在实践中，我们反复观察后发现，实际上大多数时候，受苦比解决问题要轻松许多。因为受苦能够在潜意识中给人带来一些好处——不是每个人都愿意放弃这些好处。

我在此举一个排列为例。

一位名叫艾丽卡的女士说："我不想要也不信任任何男人。所有男人都是一副德行，他们都是猪。但是一个人过日子也挺难的。"

索菲把她父亲的代表排列在她对面。艾丽卡立刻向后退了一步，身体转向另一侧。

索菲·海灵格：你的父亲怎么了？

艾丽卡：我不认识他，我也不想认识他。

"父亲"看向艾丽卡。索菲·海灵格把艾丽卡母亲的代表排列在"父亲"的面前。她也立刻向后退了一步，又退了一步，并把身体转向另一侧。很明显，艾丽卡承接了母亲的感觉。索菲·海灵格再次转动"母亲"让她面向她的丈夫。然而她再次转开了身体。很明显，她在生他的气。

艾丽卡：在我四岁的时候，我的父亲离开了我的母亲，丢下我母亲一个人。在我的外祖母身上也发生过同样的事情。在我们家里一个男人都没有。

索菲·海灵格：你站到你母亲面前，对她说，"我也抗拒我的父亲，很生他的气"。

"母亲"对着艾丽卡微笑，但是"父亲"很悲伤。"母亲"突然膝盖一软，倒下了，她的状态很不好。

艾丽卡（很惊讶，对"母亲"）：我是出于对你的爱才会这样做的。

"母亲"的情况更糟糕了。索菲·海灵格把艾丽卡排列在"父亲"的面前。他们就一直站在那儿，长时间注视着彼此。突然，艾丽卡的眼睛湿润了。

索菲·海灵格：跟他说，"我非常想你，现在我一直一个人生活。我在暗自等着你"。

艾丽卡的整个身体因为哭泣而剧烈地颤抖起来。她僵硬地站着，一动不动。这时，"母亲"坐了起来，观察着自己的女儿和女儿的父亲。"父亲"用指尖去碰触女儿的肩膀。艾丽卡这时候已经绷不住了。她向着面前"父亲"的方向倒了下去。他扶住了她,并用双臂搂住她,过了很长一段时间,她突然变得非常柔软,充满爱地盯着他看。我们看到了她对父亲深深的爱和渴望。在此期间,"母亲"已经站起身来,仔仔细细地观察着他们两个人。

索菲·海灵格:对他说,"叫你爸爸的感觉真好。我太高兴了"。

艾丽卡迟疑地看向"母亲",这时"母亲"已经站在她身边,目光看向艾丽卡的"父亲"。于是,他们三个人站在一起,轮流看向彼此。

索菲·海灵格:对你的母亲说,"我很高兴我也有一个爸爸了。所有其他的都是你们俩的事了"。

他们握起彼此的手,拥在一起。索菲·海灵格几分钟后中断了这场排列。

艾丽卡(整个脸庞绽放出光彩):我要跟我的母亲说什么呢?

索菲·海灵格:你什么都不要告诉她。给你的父亲写一封信,把你心里的一切都写下来告诉他。

半年以后,艾丽卡在给索菲·海灵格的信中写道:"我现在交了一个男朋友,我非常喜欢他。我们想订婚了。哦,另外还有一件完全不相干的事情——我不再需要任何治疗心脏的药物了,心脏疼痛消失了。我也不再服用降压药和 β 肾上腺素受体阻断药了。"

Chap.
Six

第六章
蛋白质之力

　　随着时间的推移，基因掌控生命的观点推进了对DNA作用机制大量而深入的研究。因为人们在有机化学领域发现，一个细胞基本由四个大分子组成，包括糖类、脂类、核酸（DNA和RNA）以及蛋白质。其中最后一种是生命有机体的主要组成部分。因此，我们也可以将由大约五十万亿细胞组成的身体视为一部蛋白质机器。每个人的身体需要超过十万种不同的蛋白质。每种蛋白质都由氨基酸分子组成，氨基酸分子通过长链相互连接。这种非常灵活的链形成了蛋白质的骨架。

　　这种灵活性使巨大的蛋白质分子能够形成多种多样的形态。蛋白质骨架中的二十八种氨基酸彼此之间存在一种电磁引力——因为它们大多数带有正电荷或负电荷——可以与磁效应相媲美，并且会根据电荷的情况，形成碱性或者酸性环境——这同时能够为病毒与细菌提供良好的培养环境。电荷相同，形成引力；电荷相反，形成排斥力。正因为如此，如今有几种磁疗方法很成功。这里我想提一下，墨西哥医生艾萨克·戈伊兹（Isaac Goiz）的磁疗效果非常好。

　　蛋白质骨架会相应弯曲成某个比较理想的形状。过程中的变化，比如与激素等化学基团结合、环境的变化——包括电子烟雾，手机辐射等，都可能会改变蛋白质内的电磁载荷。而这会导致蛋白质骨架形成新的形状，反过来影响整个人，使这个人失去平衡。这种影响是如何发生的呢？首先是在感觉上加以影响，然后在精神上加以影响，进而导致身体受到影响。在这种情况下，我们可以运用生命之源来改善。我在另一本书中对此有更详细的阐述。

而蛋白质的作用远不止于此。如果蛋白质遇到在生理和能量上与之匹配的分子，两者会像怀表的齿轮一样契合，彼此相连的蛋白质随之产生运动。成千上万这样的蛋白质聚合，最终形成一个细胞。同时这个细胞利用这些运动实现特定的行为功能和代谢功能。像之前说过的：每个细胞都拥有自己的意识和自己的一套免疫系统。小小的细胞会根据我们的感觉、思想和行为做出反应。除此之外还能有别的可能吗？这种不断改变蛋白质形状的运动每秒钟都悄无声息地进行数十万次。是它们，在回应着我们的行为，驱动着我们的生命。

结论是什么呢？结论是，产生移动的不是DNA，而是电磁载荷的变化——是它在控制着我们相应的反应。如今，心脑频率的电子测量——心电图测量的是心脏的电脉冲，脑电图测量的是大脑的电活动——就能够证明这一点。

Chap.
Seven

第七章

环境是关键

　　1968年，知道干细胞为何物的人屈指可数，而细胞生物学家布鲁斯·立顿已经在研究如何克隆干细胞了。他在研究过程中准备了1个干细胞，它每隔十至十二小时分裂一次。开始是1个，然后分裂成2个、4个、8个、16个、32个……细胞不停倍增。他就这样在短时间内获得了上万个一模一样的细胞。

　　他将这些具有一模一样基因的细胞分别放入三个培养皿中，并改变培养皿中培养基的化学成分，使之等同于血液。举例来说，如果培养的是小鼠细胞，就要观察小鼠的血液，研究它的组成，并据此合成所谓的培养基。大家普遍会认为三个培养皿中繁殖出的小鼠细胞肯定都是相同的。

　　尽管被放入培养皿的细胞是由同一个人体细胞分裂而来的，所含基因是完全相同的，然而它们的繁殖却取决于它们的环境，也就是培养基。培养基为细胞提供环境。最终出现了出乎意料的开创性结果：第一个培养皿中的细胞形成了肌肉，第二个培养皿中的细胞形成了骨骼，而第三个培养皿中的细胞转化成了脂肪细胞。是什么在控制着这些原本一模一样的细胞呢？控制着细胞活性的是环境，而不是基因。

　　这就已经引出了一个问题：是谁或者是什么在控制着我们？以此类推，同父同母的人拥有相同的DNA，他们在不同的环境中——

比如其中一个人在养父母的抚养下——长大，虽然他们的染病概率是一样的，但是其中一位可能得病，而另一位却一直健康；一位病后能够痊愈，而另一位却不能。痊愈的人只是拥有优化的环境因素而已，然而正是这些因素在控制着基因的活性。表观遗传学研究的就是这个机制。

基因及其活动

立顿当时的认知直到几十年后才被科学界认可。之所以耗时如此之久，主要原因之一是当时科学界发起的"人类基因组计划"项目。这一项目于1990年正式在美国启动，全世界各地的研究学者们均有参与。该项目的目标是破译人类所有的基因物质，并通过操控基因来治愈疾病，或者预防疾病的暴发。

它当时的出发点是人们所坚信的"人类被自己的基因所控"。随着研究的深入，事实却证明这种说法是站不住脚的。因为起初人们错误地假定既然人体内有超过十万种蛋白质就需要有相应数量的基因，另外肯定还有大约两万个调节基因——负责通过蛋白质编码控制基因活性。因此科学家们相信至少能找到十二万个基因。

但结果与这种假设大相径庭：在所有的人类基因组中只发现了两万一千三百零六个蛋白质编码基因，而不是此前预期的十二万个。这意味着人类比原始线虫只多出大约一千个基因。一条线虫由九百多个细胞构成的身体和约三百个细胞构建的简单大脑组成，而人体包含了约五十万亿个细胞。"基因决定论"到此行不通了，"一种基因对应一种蛋白质"的观点崩塌了。科学家不得不再一次告别一直坚信的观点，不再认为基因技术可以解决人类一切生物方面的问题。最终的结论是：基因的数量不足以让我们认清人类生命以及疾病的复杂性。我之后会进一步对此做出更加细致的阐述。

生物的本性很简单。生物有机体使自己的生物特性适应周边环境。假如我们研究自己体内肝细胞的活性，跟它们说它们应该适应环境，这是没用的。因为肝细胞又如何能得知环境中在发生着什么呢？它们没有接触环境。是我们的神经系统，借助图像、思想和感觉来吸收关于环境的信息，并发送到体内——发送给肝脏。接下来，肝细胞根据收到的信息按照周围环境所需而改变本身的生物特性。

问题在于意识是一个诠释中心。我的头脑对环境的诠释很可能与我的姐妹不一样。所以如果我有能力改变我对于生命的感知、想法、信条、内在意象——无论是我自己的还是世代相传的，那么我就改变了管控我细胞功能的信号。我具备通过自己的感觉、思想和言语改变环境的能力。通过这种能力，我也改变了自己对这个环境的感知，这样我就能控制我的基因活性，对它施加影响了。我不是我所有遗传物质的受害者。我必须认识到我自己才是基因活性的主宰者。很显然，环境与细胞之间还存在着一种精神上的沟通。如何对待环境、如何对待我们的感知是至关重要的。

这种情况下的精神包含两个共同作用、彼此依存的元素：一个是有意识的理解或者精神活动，一个是潜意识。意识是具有创造力的精神活动。有意识的精神活动控制着思考过程，潜意识则是在重复模式中运行，也就是所谓的自动驾驶，就如同循环播放。在我的潜意识控制着我做平时我做的那些事的同时，我的意识完全可以非常地活跃。跑步、驾车、与他人聊天——此时的我并不需要我的理解力，因为我有一个已经储存好的程序。事实上，我们存在于世，我们对这个世界所做出的反应中有90%～99% 都是通过潜意识完成的。也就是说，我们的潜意识每分钟约处理三万个程序，而我们的意识每分钟最多只能感知到十二件事。

潜意识中的程序主要是通过模仿他人——在我们出生的头七年，围绕在我们身边的母亲、父亲、兄弟姐妹、组织团体成员等——的行为而形成的。我们基本上是一块不设防的海绵，吸收着经常围绕在身边的以及我们所依赖的人的一切行为、想法和观念。我们模仿，而且是无差别地模仿。如果这时候我们身边能有一个与我们关系密切的人——他具有很强大的自我意识，并知道如何管理情绪，会用健康的方式疗愈痛苦，那可真是一件很美好的事。他会为我们提供一种安全、积极向上的生命资本。然而像这样能给我们树立理想榜样的人几乎是不存在的。不过不用担心！一切都是可以改变的。

假设我们在不良环境中长大——比如家中存在暴力、酗酒、赌博成瘾、生活窘迫、家庭矛盾或者关系破裂等问题，作为孩子，我们并不具备技能以处理环境所造成的情绪创伤。然后，负面情绪就会成为无形的记忆，继而转化为来自潜意识的习性，并且不断增强，一直产生影响。最终，当我们在周围的世界中碰到某些特定情形时，我们的行为会如同五六岁的幼童一般。这是因为我们儿时在充满了冲突、创伤的不安稳的环境中刻写出来的程序被再次启动了。我们会筛选出儿时的不幸，一次又一次重新体验痛苦。话语、颜色、响动、气味或者口感都有可能触发痛苦感觉，重新激活它们。

而我们所做出的反应就好似这样的痛苦第一次发生，我们完全认识不到我们的意识在这些情景中是完全瘫痪的。我们自动进入了被存储下来的旧程序的运行模式中。

我们也可能会尝试从潜意识程序的阴影中逃脱。但是这行不通。尝试逃离阴影的次数越多，它就黏得越紧。我们必须正视它。也就是说，我们应该转过身，集中全部的注意力看向它。我们必须将问题、症状视为一扇门，帮助自己认识到过去的记忆会触发某个压力因素。过去的记忆是一种提示，具有某种意义。它们想用一种不可思议的聪明的方式将我们唤醒。问题本身并不是问题，我们对它的解释才是问题所在。它是在提醒我们注意那些以前的无意识的自动程序——我们可以通过关注、思考和探索来看透它们，了解它们，最终消解它们。催眠的方法对此可能会有很大帮助。

人们在生病的时候，总是感觉自己做错了什么。这就经常会导致人们产生疑问：为什么会是我？但这个疑问并不会带来任何有帮助的答案。这种感觉是否包含了某个真相？此处的"错"是什么意思？更好的问法是：我们有没有偏离自己的人生目标？我们是否活出了自己的幸福、自己的人生？还是说我们活在另一个人的不幸、另一个人的人生当中？我们为何会产生负面的基本情绪？探索我们的那些自我对话是一件很有意义的事情，例如：我早上照镜子的时候是否就已经开始责骂自己了？我是否不接受自己和自己身体的某个部位呢？也就是说，如果我们没有真正意识到这些决定我们生活的负面自我对话、信条以及对某个错误观点的坚信，那就无怪乎我们会变成现在这样，会患上疾病，也无怪乎我们无从得知问题的意义和解决问题的方法。如果我们一直恐惧、抗拒，那么我们不只浪费了原本可以用于疗愈的能量，而且将每个问题中都会存在的新信息、新可能性以及新机遇拒之门外。

在日常生活中，如果没有足以胜任的外力帮助，我们很难自己解答这些问题。相反，如果我们认识到这种痛苦或者状态是一种挑战，是想告诉我们一些什么，那么新的洞见就能带来空间，让我们找到答案。然后我们就能用与以往不同的方式去处事了。

家族系统排列是让我们认知到从他人那里承接过来的感觉、信条、观念以及某些表现与姿态的一个里程碑。

纠缠

我们在生命中遇到、结识的每一个紧密相关的人都是我们命运的一块基石。我们的生命常常根据自己的感觉，以一种特别强烈的方式受到控制，而且我们的行为方式与其他家族成员的命运息息相关。然而，我们并没有意识到这一点，也无法制止它。在源头海灵格家族系统排列中，我们把这种承接过来的感觉叫作"纠缠"。纠缠对人们来说避无可避，有些人一生都深陷其中无法自拔，从来没有经历过真正属于自己的人生，也没有得到过自己想要的幸福。这些人不知道他们可以过另外一种人生。大多数时候他们接收到的暗示都是"一辈子必须为了生存而奋斗，再奋斗"。

当家族中的一个先来者尝试逃脱自己的命运或过错时，会出现一种特别悲惨的情形。之后在家族中会有一个后来者自愿或非自愿地替他把这些承接下来。换句话说，后来者必须这样做——而且仿佛这就是他自己的人生和命运一样。这种悲剧般的纠缠会在源头海灵格家族系统排列中现出原形。这样案主就能从根本上认识到问题所在。认识到问题之后，还需要完成下一个步骤，才能从纠缠中解放自己，铺出一条通往幸福、健康、成功的人生道路。显然，这必定需要勇气、力量与坚强。

将以前家族中先出现的成员排除在外也会导致纠缠或者命运被模仿。被纠缠的后来者经常会无缘无故对那些把这位先来者排除在外的家族成员表现出攻击性。这是很沉重的命运。源头海灵格家族系统排列表明，这种纠缠经常要向上追溯很多代人。一代又一代人重复着相同的命运。例如，在一场排列中，一起谋杀伴侣的事件向上追溯了十三代人。案主最后终于感到自己摆脱了强迫性的攻击行为。

源头海灵格家族系统排列为此提供了解决方法：如果查明了被排除在外的人，他可能是受害者，也可能是施害者，那么这个家族就有可能重新接纳、承认这个人——不仅带着爱，也带着对他遭遇的同情与哀悼。另外，这些人也会最终获得他们应得的位置。而在此之前，这个位置一直错误地被他人占据。这样一来，为了之前的和当下的家族成员，也为了未来的家族成员，也就是我们的孩子，我们与命运达成和解。通过源头海灵格家族系统排列的工作，我们可以使孩子们免除人生的沉重枷锁，甚至免除牢狱之灾。

感觉的转移

从他人那里承接感觉的另一种形式是转移：一个家族成员将责任转移到另一个家族成员身上，或者由一位并非直接受到影响的家族成员承担起另一位家族成员的行为后果，比如代替他生病，甚至死亡。有意也好，无意也好，他都承担着所有的后果。在这种形式的转移中，一位家族成员一定是出于盲目的、无意识的爱，心怀"宁可是我，而不是你"的决心而替另一个人在生活的。大多数情况下，"宁可是我，而不是你"是一个孩子对父亲或者母亲所说的话（有时候也可能是一个人对自己的伴侣所说的话）。这时，孩子会在无意识层面感觉自己是一个大英雄。因为他想拯救父亲、母亲或者家族中其他某个人。这样的孩子非常独立，不喜欢别人对他指手画脚。他们下定了决心为了另一个人牺牲，他们想替某个人生病、自杀甚至死亡。因为他们内在最爱说的话就是"宁可是我，而不是你"。

· 宁可生病的人是我，而不是你。

· 宁可死的人是我，而不是你。

· 宁可为一个过失付出代价的人是我，而不是你。

·宁可承担你的过错的人是我，而不是你。

·宁可消失的人是我，而不是你。

·宁可自杀的人是我，而不是你。

一个小孩子内心诉说着"宁可是我，而不是你"，是源于他对父母深深的爱。他已经准备好为父母牺牲一切。这时候的孩子有一个魔法般的内在意象，使他相信"如果我受苦，肯定对我的父母有所帮助"，或者"如果我的母亲生病了，而我替她生病，她就会被治好了"，甚或"如果我的母亲想死，那么我也不想活了。而且我替她死的话，她就会继续活下去"。这是一种深深的、发自内心的、盲目的爱。然而遗憾的是，这样帮不了任何人。情况不仅不会因此而有所改善，反而会一代比一代更糟糕。

如果一个孩子一直在内心无意识地说"宁可是我，而不是你"，他会感觉自己很好、很伟大、很重要。他将因此相信自己在家族中拥有了更大的归属的权力——这件事比他的命还重要。同时还有一种转移会显露端倪，那就是有另一个家族成员默默在内心说"你来替我"。这通常是一个心怀罪恶感的人，例如一位将孩子送走或者堕胎的母亲，或者是一个离开家族、不再关心家族的男人。这样的人会感到愧疚，而且没有机会摆脱这个过错。

乍看上去，孩子的爱——他内心的"宁可是我，而不是你"——是很伟大的。然而事实上，这种爱缺乏对大人的尊重。因为在序位中，孩子是在父母之下的。如果他想代替父母去死，他就等于将自己抬高，超越了他们，就好像他可以支配并决定他们的生死一样。因为如果孩子想，"如果我生病，我的母亲就会健康"，在这样一幅画面中，孩子是大的，母亲是小的。这时，这个序位就是颠倒的，这严重违背了生命的基本法则。而那些难题也不会离开这个家族，甚至会导致一些相反的后果。

这样的孩子在工作或者自己的事业中很难走得太远；他通常会获得短暂的成功，然后就对自己的成功进行破坏，好让自己必须从头再来。大多数时候他甚至从头至尾都没有任何力量想要实现些什么，自甘于与大多数失败者为伍，等待着更好的事情自动发生。他等待着一切的结束。在他看来，他是幸福地走到结束的——他为自己盲目的爱而自豪。

另外一种伴有转移的内心独白是"我追随你"。孩子受到早已过世的（外）祖母或者母亲的吸引，就属于这种情况——这个孩子同样想死，跟着她死，好重新消除与她之间的离别。我们也常在想要追随早逝的孩子去死的母亲身上看到同样的情形，尤其是当她无论如何都感觉自己对孩子的死亡有愧的时候。在这两种情形中，"我追随你"的愿望可能会导致致命的疾病甚至早逝。

内心独白"我追随你"所带来的转移当然是不合乎情理的，但是在一个家族共同的灵魂当中却又是情有可原的。活着的和死去的人，都平等地归属于它。在这个灵魂之内，他们之间的分离，无论是在概念中还是在感觉中，都是不存在的。

从他人那里承接过来的感觉与纠缠一样，其实都是越界。因为一个人只有在自己的界限之内才是完全的、完整的。正确的态度应该是孩子感谢生病的母亲给予自己生命，对她的命运鞠躬，与她感同身受，为此哭泣却依然尊重母亲所受的痛苦。如此一来，他仍然是小的，母亲仍然是大的，新机遇的大门也已经敞开。这样虽非心之所愿，却能维持生机，是十分宝贵的。

在源头海灵格家族系统排列中，这种经历上的转移以及与之相关联的感觉都会通过代表们呈现出来。代表病人或者仅代表病人所患疾病的代表们会被一股具有疗愈作用的力量所支配，从这种纠缠中摆脱出来。排列会展示出疾病看向家族中的哪些人，受到哪些人的牵引。案主在排列中用他全部爱的力量，面对他所爱的人说出致病的语句时，就能解决问题，例如"宁可消失的人是我，而不是你"。此时重要的是，让这句话一直重复，直至他认识到所爱之人独立存在——尽管所有的爱都存在，但是他仍然要感知到这个人是独立于"我"而存在的，并且承认这是一句疯话。这样，共生关系和认同感就无法继续维持下去，自己的命运会以疗愈的方式与所爱之人的命运剥离、分开。纠缠中的双方就都能因此得到幸福、快乐。

从他人那里承接感觉还有一种特殊的形式，就是双重转移。在那些出于完全令人费解的原因、总在为同一件鸡毛蒜皮的小事突然爆发激烈争吵的夫妻身上，我们可以观察到这种现象。这通常是由一些无过错的、不起眼的事件引发的情感爆发。想要归纳或者理解这些激烈的反应是完全不可能的。其中的一方从其他人——大多数情况下是家族中先出生的某个人——身上承接了一种感觉，比如对另一个人的愤怒。但此时在情感上发生移动的不仅仅是主体——例如家族中一个后来的成员从一个先来的成员那里将这个感觉承接过来——客体也会发生转移。被承接过来的愤怒并不会针对之前真正的客体，而是会找到一个新的客体，也就是与此事毫不相干并且毫不知情的某个人。这个角色通常由家族后来者的伴侣来充当，而且总是那个爱得更深的伴侣。源头海灵格家族系统排列也可以借助代表将此处隐藏的动力呈现出来，并解除纠缠。

Chap.
Eight

第八章

用另一种眼光
看疾病、疗愈与健康

美国科学家称，如果所有人都能更多地了解表观遗传学，那么制药业就几乎无用武之地了。美国人在健康上花费的金钱几乎超过世界上其他任何一个国家，但那里的健康统计数据是最差的。问题在于，制药业是一种经济产业。经济产业是什么？是为了获得收益而投资的系统。很多从事制药业的科学家都希望进行研究并取得新的发现。然而企业高层却不是这样想的。他们的目标与科学家的不一样——利益最大化才是首要的。

检验药物效果的过程中经常会出现一种模式：患者被告知自己有问题。然而实际上问题可能根本不存在，至少不是被告知的那种问题。然后，就有人为患者提供一种产品来消除其恐惧感。有的时候，这样的药物反而会对患者不利。查阅专业文献时我们经常会发现，这些为了解决问题而提供的产品通常会先制造问题，让问题持续，或者引发一个甚至多个其他问题。患者当然希望能听到诊断，这样就能知道自己应该做什么。这有可能会让他们平静下来，但也有可能造成相反的效果。

尽管制药业将解决眼下问题作为目标，但是它忽略了几个事实：

1. 整个地球上不可能存在两个一模一样的人，也不可能存在两个一模一样的问题；

2. 很多疾病的特征、症状相似或者几乎相同；

3. 增加药物会产生很多交互作用——不是副作用，而是直接作用。

另外要注意的是药物的有效性。这些药物真的有用吗？它们值得我们冒险吗？当前对此有利的证据少到令人担忧，这表明很多药物并不比安慰剂强，而风险更大。更大的问题是，按照这种方式治疗症状的话，我们在情绪、精神和身体上又可能会被剥夺多少机会呢？打个比方，如果车上的警示灯亮起，我绝不会简单地把灯弄灭，并认为这样就解决了问题。如果我这样做，我的车一定没多久就会罢工，而且会受到更大的损坏，甚至有可能无法修复。所以，我会在车的内部查找原因。同理，我们不能仅针对症状进行药物治疗。

在与疾病相关的排列中，我们能够一次又一次观察到，一个疾病或者病症中包含很多层次。我们要给这个知晓一切的场域一个机会，允许它呈现。排列师将量子信息场域与家族系统场域连接起来。我们不能简单地说，"问题在这里，解决方法在那里"。疾病，是从无意识中浮现出来的、来自灵魂层面的讯息。我们在排列中经常可以看到一个疾病代表着一个被排除在外的人，这个人需要被人认真对待，并且重新被家族所接纳。无论以前还是现在，很多医生都会询问患者"您觉得您缺少了什么？"，这正是对治愈方案的整体考量。根据我的观察与经验，我非常认可这种做法。大多数时候，患者所缺少的是尊重、为自己负责以及做出一些改变的决心。人们经常会不顾一切地抓住某些东西或者某个人不放，没有任何尊重，并且干脆把责任推出去——大多数时候是往前推。生命也是永远向前、想要抵达新光景的。但我们通常只会抓着自己坚信的旧观念和以前的经验不放。

有一个我非常喜欢的故事，讲的是一个茧里面有一条毛毛虫，它想要获得自由。这个茧上只有一个小洞，一个男人看到了，他很同情这条毛毛虫，于是拿着剪刀，剪开了茧。毛毛虫从茧中出来变成蝴蝶后不久便死了，因为它飞不起来。在外力的作用下，它没能完整地完成破茧而出的全过程，它不需要靠自己踏踏实实地奋斗到底。毛毛虫必须在肉体上靠自己的努力完成整个过程，破茧而出，才能真正成蝶。

表观遗传学与疾病

到底什么是表观遗传学？从其英文"epigenetics"词面来分析，"epi"来源于希腊语，意思是"在其上方"或者"在其上面"。表观遗传学就是遗传学之上的领域，它阐述了遗传调节的元级别知识，研究的是一种长期被研究者所忽视的机制，而这个机制会造成多方面的影响。通过表观遗传学，我们能够在外部因素的影响下对细胞核进行调节，选择何时激活或抑制哪些基因至何种程度。这样一来，表观遗传机制就能够提升不同细胞中一成不变的遗传物质的灵活性。表观遗传学甚至为我们揭示并且证明了周围世界与内在世界间的关联。也就是说，表观遗传学拿出了证据，证明我们"与哪些人""在什么样的环境中""用何种方式生活"绝对不是无关紧要的——正好相反，环境是我们过得好坏与否的主要因素之一，与我们的进一步发展息息相关。大多数时候我们都无心认真对待这些认知。

表观遗传学推翻了生物学中一个长期被拥护的信条：一个有机体的特性是在出生时由所继承的遗传物质规定并且决定的，无法更改；我们必须臣服于所谓的无法推翻的命运。这是错误的。目前科学证明，在所有疾病中，只有5%至10%是取决于基因的，其他则是由信念、环境、本身的行为以及基本的个人生活状态共同导致的。事实上，我们已经证明，表观遗传学本身允许细微的环境变化影响我们的遗传物质。新的研究表明，疾病的产生或者性格特征的变化都有可能是受到了表观遗传方面的影响。一个值得研究的案例就是荷兰饥荒——荷兰饥荒出生队列（Dutch Famine Birth Cohort）研究。

在1944至1945年的冬季，第二次世界大战快要结束的时候，荷兰遭受了一场严重的饥荒。而德国自1944年9月起开始进行封锁，致使该地区无法获得足够的食物与燃料。大约有四千五百万人受灾，而此前一年的战争期间，食物已经是按量进行分配了。估计有一万八千至两万两千人遭受饥荒致死。

饥荒对相关的人以及家庭的影响是医学领域长期研究的主题。研究者在那段时间出生的六十名孩子身上考察了食物短缺对他们的遗传物质造成的影响。他们得出了一个结论：产前发育期间的饥饿会对母亲的身体与精神造成终身影响，甚至还会影响到后代，例如因过度进食而严重肥胖。

然而，人类基因组——也就是全部两万一千三百零六个编码基因——仍然没有解释清楚为什么一个人会患上阿尔兹海默症而另一个人不会，为什么一个人很难应对压力而另一个人丝毫不受压力影响，或者为什么两个人具有相同的癌症基因却只有一个人患上癌症——其发病概率（称之为风险系数或许更为合适）是50%。

归属的重要性

源头海灵格家族系统排列显示，疾病通常与个体自身家族史或者个体之前的经历有关。几乎所有的慢性疾病或者致命的疾病都与家族系统中被排除在外的人或者对某人缺乏尊重有关。这是我的丈夫伯特发现的生命基本法则，他把它叫作"爱的序位"，即所有的家族成员都拥有相同的归属权和得到认可的权利。

通常情况下，以下血亲属于家族，无论他们仍然在世还是已经离世：

1. 所有孩子，包括堕胎的、自然流产的、刚出生就死亡的、被送走的和被遗忘的孩子，以及同父异母或同母异父的兄弟姐妹以及通过精子捐献出生的孩子；

2. 父母及其兄弟姐妹，包括堕胎的、自然流产的、死胎的、被送走的和被遗忘的兄弟姐妹（只算有血缘的兄弟姐妹，不算他们的伴侣和孩子）；

3.（外）祖父母及其兄弟姐妹或同父异母及同母异父的兄弟姐妹（偶尔会被算在内），（外）祖父母的前任伴侣；

4. 有的时候还有某个曾（外）祖父母。

以下没有血缘关系的人也属于家族：

5. 所有在家族中为某个人让出位置的人，例如前任伴侣为后面的伴侣让位；

6. 所有通过其死亡或损失使家族成员获益的人——他们为现在的家族及其后代的生存做出了贡献；

7. 如果家族成员造成其他人的死亡，那么这些受害者也属于这个家族；

8. 如果家族中的某个成员被家族之外的凶手杀害，那么这个凶手也属于这个家族。

哪怕只有一个家族成员的归属权被拒绝或不被承认，这种受损的序位也会在家族中产生一个移动，带来混乱，造成深远的影响。因为归属权的平等性是由一个更高的力量决定并且执行的。在被排除在外或者被遗忘的家族成员能够并且必须重归家族、获得他们应有的位置之前，会由另一个后来的家族成员代表他——大多数情况下，会由一个晚出生的家族成员代表一个过世多年并且被排除在外的人，但晚出生的成员自己并没有意识到这一点。他同样会感觉到自己被家族排斥，他的行为也会与他所代表的那个人一样。他承接了这个被排除在外的成员的感觉与症状，甚至最终将被排除者的命运也承接了过来。他有意无意地与这个被排除在外的人纠缠在一起，产生了深刻的联结。

通常情况下，纠缠会将一个对把某个家族成员排除在外这件事完全没有责任的家族成员卷进来。尽管他是无辜的，但他仍然会被另一股力量选中。这个人通常来自下一代，或者再下一代。重建序位不仅是该事件责任人个人的义务，因为其子孙后代也会被卷入悲剧——从这一点来讲，纠缠的影响与个人无关。从更大的整体来看，我们应该只考虑优先顺序（即先存在于系统中的人享有优先权）以及重建秩序。分离应该被消除，秩序必须被重建。这样的悲剧通常会世世代代延续下去，也就是说只要有后代，就不会停止。

从这个角度来看，有时候因为某些原因，比如饥荒，而不要孩子，或者无法生育，也是一种福气。表观遗传学正好证明了这一点。

疾病与身体症状

大多数时候，疾病会看向一个或者多个被排除在外的人。疾病会让这个被排除在外的人现形，一般来说，精神疾病也是如此。就像俗话说的，"它让人发疯"。我们的家族系统也会世世代代存在于每个成员体内。如果家族系统中缺了一些什么，那么家族成员的身体里也会缺一些什么；如果在一个家族系统中，似乎有一个被排除在外的人在敲门请求进入，那么家族成员的身体上也会有相应的表现——这个人会通过疾病或痛苦敲门并等待得到认可和准入。

而我们通常是如何对待疾病的？我们想要尽快摆脱它。这当然是可以理解的，但是从另一方面讲，如果我们今天和当时一样，因为某个事件将这个人送走、排除在外或者遗忘，通常就会导致慢性疾病以及无法诊断出来的疾病，比如两极化心理问题以及其他精神疾病。举例来说，精神分裂症通常与一个未达成和解的谋杀有关，这在排列中已被多次验证。精神分裂症同时代表了受害者与施害者——他们同时存在于精神分裂症患者内部。如果在排列中让施害者与受害者相聚，患者就能够重获新生。我在一场工作坊上就看到了这一点。下面我跟大家讲述一下发生了什么事：

　　一位女士说，她有可能有躁郁症倾向。我当时对她并没有产生这种印象，只觉得她是个自私的人。一次中场休息的时候，她拉着一位二十多岁的女子的手来找我，那是她的女儿。那位年轻女子只是盯着地板，给人一种无助的印象。她走路时步子迈得很小。当我问到她在哪所学校上学的时候，她回答道："我没上学。"她就待在家里，什么都不做。我表示这种人生真的让人完全不能忍受。年轻女子同意我的说法，但是补充说，因为她的病，她没有别的办法。她是个躁郁症患者。而且她的母亲控制着她的每一次眨眼、每一个动作。我对她说："看着你的母亲，对她说，'我愿意为你这样做，宁可是我患躁郁症，而不是你'。"她的母亲大笑起来，试图把刚刚这些当作一场笑话。年轻女子却突然抬起头，目光完全变了。于是她的母亲愤怒地再次拉起她的手，把她拉到了自己身后。

　　第二天，当我问到谁有想要解决的问题时，这个年轻女子举起了手。我请她上了舞台，并把她排列在一位男士和一位女士对面。年轻女子立刻走向那位女士，让自己位于两个人中间，也就是那位男士的前面。女士非常愤怒，想将这位年轻女子推开。她尝试了很久，想将她的头往地上按，同时用满是憎恨的目光看着男士。看起来，这位女士在杀某个人。男士无助地站在那里，目光里充满了爱。

　　这位年轻女子一只手拉住男士的手，另一只手拉住女士的手。她就这样站了很长一段时间，一会儿看看女士，一会看看男士。突然，男士张开双臂将女士和这位年轻女子都拥入怀里。这时我对他们加以引导。然后女士和男士面对面站着，彼此对视了很长时间。女士眼中的恨意慢慢消散了。我让年轻女子对他们两人说，"你们两个人我都非常爱，在我心里，你们两个人已经在一起很长时间了，现在我把一切交给你们了，我以后都是小的"。这时，女士用她的双臂环住男士的肩膀。他们彼此对视了很长时间，并且开始微笑。

年轻女子真正的母亲在整个过程中都想自己进入排列，她把这当作一出戏。我没有让她上场。她演的是戏，但是她的女儿却在一个更高的层面上领会了所有的一切。女儿转向我，突然对我说："现在我要回去上学，也不会再整天拼拼图了。我要减重四十斤，我会节食。而且我会去学跳舞。之前我一直都不想做这个，因为我的母亲一直在做。"我对她说道："给我看看你现在的感觉怎么样。"年轻女子跳下舞台，围着所有的参与者、绕着整个房间跑了三圈。所有人都站起身来为她热烈鼓掌。之后她来找我，问我工作坊的日期，表示下一次她还想来参加。

在这个案例中，躁郁症与谋杀有关。很明显，两位女士都想得到同一位男士。

有的时候，疾病与一个被排除在外的人之间在时间上的关系可能会追溯很多代人；而如果疾病与患者堕掉的孩子有关，那么两者的时间间隔就非常近；但如果疾病是和患者母亲堕掉的孩子有关，那么两者的时间间隔就会远一些。某些疾病甚至能够追溯五六代甚至更久远的时间。

Chap.

Nine

第九章

安慰剂与反安慰剂
或信念的力量

几十年来我个人一直对药物测试很着迷。比如在一项典型的研究中研究者为一百名患者提供药物，用以证明疗效。在这种药物测试中，患者会收到承诺：该新型药物在减轻或者治愈这种或那种疾病方面有绝对开创性的功效。

然后，接受测试的患者被分为两组：一组患者得到的药品真的含有有效成分；另一组患者则会获得外观相同、但仅含有乳糖和淀粉的药物——一种安慰剂。在医学上，安慰剂是指不含有任何有效成分但具有缓解或者治疗作用的药物。作为注射液形式的安慰剂，其成分通常为生理盐水。此类研究一直进行到21世纪。如果新型药物显著比安慰剂显示出更好的效果，就会被视为药效优良。

外部环境以及内部环境（其中特别包括我们的自我对话、我们对一个观点的相信与思考、我们的人生观以及我们的生活方式），会直接影响我们的生理反应。它在所谓安慰剂效应中的表现让人印象深刻。该测试中的影响因素是医生的保证、患者对安慰剂的期待以及对治疗效果的极大信心。因此，不能让患者知晓自己所使用的药剂不含任何有效成分或者自己接受的只是安慰性治疗。

这一测试中最重要的因素就是医生与患者之间的沟通：大多数时候，医生越能够让患者对所采用措施的治疗效果有信心，患者产生的积极反应就越强。

治疗效果还取决于患者对医生的信任程度，以及医生是如何向患者进行介绍的。研究证明，医生在与患者讨论病灶以及在分担其担忧、恐惧上所花的时间越多，安慰剂效果就越大。当然，医生在患者身上所花的时间影响着患者对医生的信任程度。

双盲研究与安慰剂

自2000年起，研究者们几乎只使用"双盲"研究，以避免研究结果造假。它是指一种控制严格的研究，在研究中医生和患者都不知晓谁获得的是药物、谁获得的是安慰剂。这样就避免了"罗森塔尔效应"，该效应以美国心理学家罗伯特·罗森塔尔（Robert Rosenthal）的名字命名。在心理学中，它是指由于实验主管对实验者的期待而造成研究结果失真的效应。因为实验主管（这里指医生）可能出于他对药物的了解（比如患者拿到的是真正的药物还是安慰剂）以及他在意识当中对药物有效性是否确信，而深深地影响到研究结果。

幸亏有了双盲研究，安慰剂反应率一直保持在35%～40%的范围内，甚至在有些药物或者症状治疗上高达75%。

但是服用安慰剂和服用真药物的效果相同的实验对象数量相差无几，这难道正常吗？患者们相信自己服用了具有良好疗效的药物。为什么尽管一个人得到的只是一片糖或者一袋生理盐水，他却如同使用了真正的药剂一样出现了同样的改善甚至同样的副作用？有研究甚至发现，伪造的手术或者治疗——仅与真正的手术一样进行麻醉和术前准备，然后直接缠上绷带——也有一定概率能带来与真正手术相同的结果。

一项研究邀请了一些膝盖有问题（疼痛）的实验对象。实验流程如下：两组实验对象都相信医生会给他们的膝盖进行一次手术。两组患者接受了相同的术前与术后治疗。但其中一组患者只是接受了麻醉，以及和真正手术一样的膝盖处皮肤切开，而并没有接受手术操作。结果让人震惊：没有接受真正手术的对照组的康复率为46%，而接受了真正膝盖手术的患者组的康复率仅为47%。这一结果让医生和患者目瞪口呆。完全康复的对照组患者在数月后得知了自己接受的仅仅是安慰剂式手术，其中有一半的人再次恢复了原有的疼痛。

这种什么都没做的疗法到底是如何起效的呢？它有效果，是因为患者持有坚定的信念与信任，相信通过手术、医生的能力或者药物，病痛真的能够消失或者缓解。他们开始对自己的自主神经系统进行编程，自行分泌出他们认为已经服用的化学物质。这表明了信念是如何影响生物性的。换句话说，疗愈是信念的结果。患者通过他的"这个药物有用"的信念达到了自愈。然而在我看来，这个方法只在医药研究中传授是远远不够的。

这些研究证明，有些时候想象与现实的结果没有区别。如果我的想象力足够强大，在想一些新事物的时候，我的理智就无法区分想象与现实。作为想象结果的新陈代谢以及通过神经系统进行的信息传导也是一样的，相应的蛋白质会在细胞以及基因中进行新陈代谢和其他活动。

　　尽管每一次的安慰剂效应看起来都是有意识进行积极正向思考的结果，但是我会问自己这个问题：为什么我们几乎不会把想象力用于生活的各方各面，却还要哀叹处处都是如此糟糕、如此困难？这又不可避免地引出另一个问题：消极的思想又会导致怎样的结果呢？答案是：消极的思想与积极的思想有着完全相同的力量。它对生活的影响也是如此强大，但是导致的结果却与积极思想正好相反。安慰剂能够在积极的思想下疗愈所有可能的和看起来不可能的疾病，而反安慰剂是一种消极的信念或消极的期待，它本身就可以引起疾病，甚至导致死亡。仅仅是一种信念就能致病的原因是人们相信事实如此，并为自己消极的想象提供能量——哪怕反安慰剂因为不含任何有效成分而从生物化学角度来说无法引起任何副作用。

积极还是消极——信念做主

强烈坚信一个消极的想法会通过荷尔蒙的分泌来控制并推进体内正在运行的生物过程，以便完成预期的目标。我的一个朋友在慕尼黑的一家医院做助理医师期间就经历过这样的事。一位年龄在三十岁左右、身材高大、肌肉发达、体态健美的黑人男子来到诊所。他十分亢奋，大喊大叫，让整个急诊登记处骚动不已。当问及他觉得自己缺少什么时，他道："给我安全感。"他一次又一次地重复，一声高过一声："我肯定要死了！我肯定要死了！"他慌乱到全身战栗。

这位男士被安置在我朋友所在的医疗部接受观察，并进行了进一步的检查。结果是：这位男士十分健康。这让他看起来稍微镇定了一些——但是其实并没有。于是医生给他开了镇静剂，并给他分配了一个房间过夜。当问他为什么认为自己肯定会死这个问题时，他用仍然颤抖的声音回答道："在我的家乡，我本来要和一个姑娘结婚。但那里的人得知我想要娶一位德国姑娘，于是对我下了诅咒，不让我活下去。他们会杀了我的，我完全感觉得到。"

当天夜里，我的朋友每隔一小时都去查看一下这位患者。一切都没有问题，只是这位男士的脉搏一直居高不下。当她早上四点再次踏入病房的时候，这位男士已经死在了病床上。这对所有医疗部的工作人员来说都很不可思议，特别是对我的朋友而言。这场死亡摧毁了她此前对疾病与治疗之间可行性与关系的看法，如同釜底抽薪。从此以后，她对此类现象和背景进行了大量研究，并把她的发现用于治疗方法之中，成了该领域的一名专家。

现在我们到了该醒一醒的时候，我们需要认识到，消极的想法可能会导致消极的人生体验，甚至死亡。相对地，当下的研究表明了积极思想的力量：对于服用安慰剂有良好反应的人来说，他的病并不是胡思乱想编出来的，安慰剂的治疗效果也不是什么单纯的想象，而是作为生化过程在其感觉上、大脑中以及作为身体上的结果表现出来的，是肉眼可见的。

反安慰剂发挥负面影响的原因多种多样。除了当事人个人的原因之外，气味、声响或治疗流程等环境因素也可能触发反安慰剂效应，致使一个过去的经验在潜意识中被激活。医患沟通也起着很重要的作用。比如"现在可能会让人有点儿不舒服"等不谨慎的表达会增强反安慰剂的效果。另外，如果服用安慰剂的患者用心仔细阅读他们以为自己会服用的药物的说明书，那么上面提到的副作用出现的概率也会比较高。

荷尔蒙

我们的结论是，无论是消极的思想还是积极的思想，都会对生物性反应有直接的影响，会启动新陈代谢过程——更确切地说，会启动荷尔蒙的分泌——这反过来又会触发体内其他后续机制。生物有机体是由很多不同细胞组成的复杂系统，各系统在运行时完美地相互配合。想要控制一个深不可测的复杂系统，比如一个人，需要有性能强大的信息系统。我们拥有一套快速传递信号的神经系统，除此之外我们还拥有另外一套信息系统：荷尔蒙系统。

荷尔蒙长期调控着很多重要的身体功能。它们是化学物质，通过内分泌腺体分泌出来，并在其目标位置触发特定的反应。这一过程根据锁钥原理运行，也就是说因为荷尔蒙的特定结构，它只能够附着在具有相应受体的细胞上。这意味着什么呢？

这意味着荷尔蒙系统与神经系统共同作用。这种共同作用的一个很好的例子就是脑垂体——它在荷尔蒙系统中占有十分重要的地位。大脑通过脑垂体直接控制生长或者新陈代谢等重要过程。脑垂体的荷尔蒙分泌受到神经信号的控制，脑垂体分泌的荷尔蒙激活其他荷尔蒙系统，然后这些系统再将分泌出的荷尔蒙释放到身体其他循环系统当中，直接作用于目标细胞，产生积极或消极的结果。

Chap.
Ten

第十章

**具有欺骗性的
医学信仰**

存在至今的医学信仰从何而来？它从童年就开始了，因为如果孩子生病，母亲就会担心，并且说，"我们去看医生"。母亲将她最爱的人——她的孩子——信任地交托给医生，因为她不想孩子受苦。而医生会给孩子开某种有望提供帮助的药物——可能是抗生素。

很少有人——甚至几乎没有人——会追问这个药是如何起作用的。因为既然它曾经有用的话，那现在又怎么会没有用了呢？如果我们要相信它的作用，那么至少该好好了解一下它："抗"就是"对抗"，"生"就是"生命"。医学治疗的主要过程是，我们针对症状采取措施，更贴切地说，是医生针对症状采取措施，如果症状消失，我们就会更加信任这位医生。但是我们忘了，症状不是根源。每个孩子在他或她十岁之前都活在母亲的能量场中。单凭这一点就足以说明，询问母亲的压力状况并为她提供帮助是很有意义的——然后，对孩子的治疗则大多成了多余的。因为孩子的状况通常反映出母亲或者父母二人的状况。但这是一个新的方法，我在生命之源以及家族系统排列中反复对它进行了检验。

这种对医生的期待与希望已经世代相传很久了。我母亲高龄的时候，在一位医生拉住她的手的时候哭了。她在这位医生面前像个孩子一样，深深地沉浸在情绪之中。

　　然而，在各种迹象以及事件，比如医生失误或者不同药物引发的不良后果层出不穷的今天，越来越多的人觉醒过来——他们不再信任医生了。他们设法不再像先辈那样对医生卑躬屈膝和无条件地信任了。

医学

　　另一个对医学盲目相信到丧失理智的例子是服用他汀类药物以降低胆固醇。这类药物只能帮助低于3%的患者，同时在23%的患者身上不但没起作用，反而产生了不小的副作用。

　　当然我们不能否认医学研究发现了某些真能够带来奇迹的药剂，从某些角度来说，其中也包括抗生素。如今，有很多种类的抗生素被应用于治疗细菌感染，拯救了很多人的生命。

传染病的发展

对死去多时的人进行DNA解码，引发了对病原体DNA的解码。各民族的迁徙和交流一方面为现代人高度发展的文明奠定了基础，另一方面也因为流动性而让人们付出了高昂的代价：在过去的几千年中，数百万人死于传染性疾病。细菌与病毒通过密集的聚居和贸易进行传播。病原体得以渗透到世界的各个区域。

早期移民潮与传染病相关联的迹象随着时间的推移越来越多地显现出来。比如说，鼠疫病原体至少在五千二百年前就存在于如今的俄罗斯南部地区，后来有大量的人从这个区域涌入中欧，而同时，原来居住在中欧的人口却急剧减少。这些人很可能是被新带入的病原体夺去了生命，而他们的位置被早就适应了这种病原体的新居民所填补。人类可能是流动性最大并且最成功的一个物种了。但细菌和病毒在其基因发展的过程中紧跟着人类的脚步不放。

传染病时代——根据不同的地理位置——开启于新石器时代，大约公元前9500到公元前4000年之间。在这个时期，人们密集地聚居在一起，还与家养的动物同住在一个屋檐下。虽然卫生条件很差，但是这并不是最大的问题。更大的问题是食物的储存——特别是粮食以及乳制品的储备，它们会引来啮齿类动物以及它们身上诸如跳蚤、虱子等寄生虫。于是，细菌与病毒快速扩散，越来越频繁地将疾病从动物传给人。而密集的共同生活又方便了病毒的人传人。

鼠疫

　　"鼠疫"之所以得到"黑死病"这个让人闻之色变的恶名，起因于14世纪的疫情暴发。当时，大约有三分之一的欧洲人因它而丧命。鼠疫在石器时代就已经在欧洲暴发过。时至今日，世界上每年仍有两三千人会染上鼠疫。直到20世纪后半叶抗生素被广泛应用，这片恐怖的阴云才散去。

　　鼠疫是由鼠疫杆菌引起的。同其他所有生命体一样，这种细菌也想维持自己物种的繁衍生息，于是它在其他生物体内存活、繁殖，从一个宿主进入另一个宿主体内定居。因此，让宿主死亡并不是这种细菌的目标。为了繁殖，鼠疫杆菌在大约三万年前从生活在土壤中的与它最近的同源细菌：假结核耶尔森菌中分离出来。几万年前，人类在世界上分布稀疏，病原体为了繁殖必须寄生在别的宿主身上，这些宿主一般都是动物。迄今为止，蝙蝠都是几万只同类拥挤地聚居在一起，因此它们是最常见的新病原体来源之一。如果动物的粪便混入人类的食物中，或者人吃了染病动物的肉，病原体就会从动物身上传播到人身上。这个过程被称作人畜共患病。

　　但是想要引起"黑死病"，鼠疫杆菌必须首先绕道而行。它需要以另一种生物体作为工具，那就是跳蚤——更准确地说是老鼠身上的跳蚤。由于鼠疫杆菌内所谓的致病性基因发生了突变，所以老鼠身上的跳蚤会通过咬人将细菌传染给人。与咬人次数很有限的健康跳蚤不同，被鼠疫杆菌感染的跳蚤会咬人数百次。而后鼠疫杆菌就这样在被咬的人体中繁殖，然后通过另一只跳蚤或者通过人传人的肺鼠疫继续扩散。

五角大楼的帮助

在研究鼠疫发展的过程中，科学家们遇到了一个很特别的难题。虽然已经知道能够在死者骨头内的DNA中找到鼠疫基因组，但是在进行史前研究的时候，人们并不清楚应该在哪些骨骼中寻找，因为没有任何关于它们的记录。尤其是进行这些研究会带来资金问题：在不确定结果的情况下，在每一块骨骼中寻找一个鼠疫病原体所需的资金是无比巨大的。而且还有一个难题：人们的确能够从骨骼和牙齿的DNA中识别出死者是不是患有鼠疫，但是这只限于此人确实死于鼠疫，否则抗体会没日没夜地消灭这些细菌，不会让它们在遗传物质中留下任何痕迹。

多亏了五角大楼（美国国防部办公大楼，通常用来指代美国国防部）的帮助，我们如今才能够进行广泛的研究。五角大楼于2012年宣布提供一百万美金的奖金给那些开发出快速发现细菌和病毒遗传物质并能对其归类的计算机程序的科学家。奖金获得者是一个由三个人组成的研究团队，他们开发出一套算法，可以被应用于考古遗传学研究。如今，人们在这套算法的帮助下可以在二十四小时内将十亿个DNA序列与它们的起源生物体一一对应。这种算法还会识别出被研究的DNA中是否含有已知作为人类病原体的细菌和病毒的DNA。

麻风病

除了鼠疫，麻风病也是最古老的流行疾病之一。如今每年仍然有大约二十万个新病例记录在案。因为麻风病的病原体在人体内大多数时候不会暴发，所以实际上可能有更多的人感染了这种传染病。麻风分枝杆菌是通过飞沫传播进入人身体的。健康人体的免疫系统能够识别出病原体细胞，但是因为其厚厚的蜡状保护层而无法消灭它。这种细胞被人体自身的免疫系统环绕，因此无法继续繁殖，但是仍然保持着活性。一旦免疫系统被削弱，细菌会被释放出来并且大肆繁殖——在这种情况下，免疫系统不但不对细菌进行攻击，反而会去进攻环绕在其周围的健康组织，最后会导致四肢被人体自身的免疫系统"吃掉"。

最早的麻风病迹象是在印度出土的一具四千年前的尸体残骸中发现的。中世纪时期，大多数欧洲人最后都感染了这种疾病。

直到2016年，人们才找到了麻风病病原体的来源：英国的红松鼠。麻风分枝杆菌的祖先来自土壤中，会在松鼠进食的时候沾到它身上。松鼠皮毛在中世纪深受喜爱，整个欧洲盛行穿戴和买卖松鼠皮毛，这让人很容易去猜测这种细菌就是这样找到了接触人类的方法，并把人作为新的宿主。

结核病

　　随着麻风病在欧洲消退，结核病出现了。造成结核病和麻风病的分枝杆菌是近亲。通过飞沫传播的传染性结核病在17世纪的欧洲使无数人丧命。时至今日，它仍然是世界上最危险、传播范围最广的传染病之一。每年大约有八百万人患上结核病，其中一百万人会因此丧生。

　　结核病病原体与它的亲戚麻风病病原体一样，周身包裹着一层蜡，同样无法被人类免疫系统渗入，而只会被包围住。如果免疫系统被削弱，该细菌就会在肺以及其他器官内扩散。对于这种传染病，抗生素也是唯一的治疗方法。

梅毒

16世纪初，梅毒残酷无情地袭击了欧洲。这场疫情持续了差不多五十年之久，夺走了一千六百万人的生命。梅毒主要通过性接触进行传播，病原体集中在生殖器区域繁殖。身体的免疫系统摧毁了病原体周围的细胞，引起生殖器孔疼痛。不过这仍然是轻度病情，并不致命。作为其并发症的神经梅毒能够在身体的免疫系统进行防御之前就退回到神经细胞之中，对大脑——通常包含颅盖——进行攻击和破坏。患病的人会发疯，最后在极度痛苦中死去。这种类型的梅毒如今已经基本被根除了。

病毒与细菌

病毒与细菌有一个共同点：它们都会让人和动物患病。但是它们有本质上的区别：细菌是一种生物，它们的目的是寻找营养物质用于自身繁殖；病毒则只是一种带衣壳的分子，它自身不具备新陈代谢功能——尽管如此，当它接触到某个有机体时仍会对其造成巨大伤害，因为它会让宿主为它所用。而且病毒甚至可以攻击细菌，细菌却无法攻击病毒。

总的来说，病毒是一段被包裹起来的DNA信息，一旦有机会就会与人体细胞相结合——比如通过呼吸，病毒会进入肺部停靠在某个黏膜细胞上，然后，使自己带衣壳的DNA进入细胞内，改变其遗传信息。接下来，被入侵的细胞将不再复制自己的遗传信息，而是复制病毒的遗传信息。通过这种方式，病毒就会扩散到全身。如果它被免疫系统识别出来，那么被它感染的细胞会和它一起被消灭。人类发明了抗生素、疫苗，用来对抗细菌、病毒。疫苗的作用原理是通过注射被削弱力量的病毒或者病毒的组成部分对免疫系统进行训练，这样免疫系统就能立刻识别并对抗入侵的病毒。如果不接种疫苗，身体明显会需要更长的时间来做到这一点。

多重耐药性细菌

现如今，大多数人并没有看到鼠疫、麻风病、结核病或者梅毒等疾病有什么危险。这些疾病百余年前在欧洲就已经被控制住了。但是我们不能因此掉以轻心，这并不意味着这些疾病就完全无害了。我们甚至不得不去假设它们数年以后还会卷土重来。

至今欧洲仍然有数百万人身上携带结核病细菌。人们主要通过抗生素上取得的突破而控制住了局面。多亏了这种药物，我们看起来几乎能够不受任何细菌性疾病的伤害。但这只是一个幻象。由于我们在畜牧业和人类医学中大量使用抗生素，细菌产生出的耐药性越来越强。有一系列的肺结核菌株甚至已经能够耐受多种抗生素。这些细菌具有极强的适应能力，它们在一种新型抗生素引入治疗后仅仅一年就已经产生出耐药性。也就是说，到了21世纪中叶就可能已经有许多人感染上完全耐药的肺结核细菌了。

多重耐药性细菌的出现与抗生素的失效等于宣布第三次世界流行病学转变的来临。第一次转变发生的背景是人类与动物密集聚居，动物的疾病病原体在人类聚居区内传播；第二次转变是指19世纪卫生条例的采用与20世纪抗生素的广泛应用——这促使细菌性疾病消退下去，而诸如心血管疾病、糖尿病等"富贵病"成为主要威胁。

迫在眉睫的危机

然而在第二次转变中，结核病、鼠疫或者梅毒等老旧的疾病也有可能在富裕的国家卷土重来。这种情况在很多贫穷的国家中已经出现，与此同时梅毒在强势入侵欧洲。这与人们对人类免疫缺陷病毒（HIV）感染的恐惧日益减少有关。如今，这种疾病即便无法痊愈，也是可以治疗的。因为风险降低了，所以越来越多的人摒弃了避孕套，这就使人们更容易感染梅毒或者其他性病。而证据显示，这些疾病也在不断增加耐药性。因此人类面临的危险是：由于使用抗生素而逐渐丧失了相较于病菌的优势，我们有可能再次成为在这些传染病面前毫无抵抗之力的牺牲者。

细菌是聪明的生物，它有一套完美的沟通系统。我曾经在一场排列中排列出病毒和细菌，结果表明它们并不想给人类造成任何伤害，而只是单纯地想扩张领地。它们的表现非常聪明，很有智慧。它们的代表在排列后对他们的感觉和行为感到惊诧不已。他们用了一个小时的时间才从这场排列中恢复过来。看起来，细菌和病毒所具有的感觉和可能性比人类更多。我们无法理解它们。它们完全没有将人类作为一个整体来感知，而是把人类的身体当作它们的温床、它们的家乡、它们的土地。

同时，在基因方面适应性极强的细菌完全地调整自己，利用新的耐药性抵御抗生素。专家们经常提到选择压力，而耐药菌在抗生素时代具有进化性的选择优势。细菌在这方面绝对很会发明创造：它们总能发展出新的耐药基因。医院的重症病房是耐药性的温床。其实这个问题用一个简单的方法就能解决：只需要经常开窗通风。然而这样的做法与卫生和无菌的观念相矛盾。

耐药基因中含有关于机能的基因信息，使抗生素的影响对病原体细胞来说不痛不痒。我们所使用的抗生素只能杀死没有耐药性的细菌。耐药细菌不仅不受任何影响，还少了其他细菌的竞争，可以大肆繁殖，迅速扩散。目前，在十种细菌中抗生素对八种都无效，这迫使我们现在就要改变想法，寻找新的方法来保证我们的健康。

我们怎样才能摆脱药物信仰的恶性循环呢？我们要意识到：一种药物想要达到某个效果，就必须在人体内找到相应的受体。但是想让身体为一种它完全不了解的物质提供天然受体是完全不可能的。实际上，想要激活这种受体，我们并不需要从外界给药，而只要准备好改变自己的意识即可。我们需要改变自己的意识——改变我们固有的认知以及思维方式、行为方式，而不能让自己的生理过程去适应某个人造的东西。也就是说，新的思维方式以及不一样的处理方式是治愈疾病的良好前提。而身体会对此做出回应。

具体来说就是环境决定基因的活动。我们的感觉、想象和想法会自动触发大脑内的神经化学物质，并将它们释放到血液中，在下一个过程中协调我们体内的细胞活动。有了新的认知和行为方式，我们就可以在自己的数据库内安装一个新程序——我们把它叫作"潜意识"。此时我们便可以成功使用新的疗愈方法，如生命之源或者家族系统排列。

我在此举一个排列为例：

二十年多前，我为一位大约五十岁的男士进行了一场排列。他是一所学校的校长。他患有肺癌，但是看上去强壮有力，所以人们看不出他患有疾病。

我将癌症的代表排列在他的对面。这位男士一直在躲避"癌症"。一旦"癌症"接近他，想要站在他旁边，他就会小心地挪到房间另一头，并且对"癌症"说："你待在那儿，我待在这儿，我在这儿挺好的。"当时我也认为排列到此结束了，对他而言一切都已经完美地归位，没有什么能阻挡他痊愈了。但是我错了，三个月后，这位男士去世了。

当我听说这件事的时候，非常震惊。这是我排列工作的一个转折点。我意识到也看到了，排列师是无法在排列中实现个人的意图和想法的，排列师要排在最末位，而不是第一位。排列师也不可具体解读排列中所呈现的死亡以及生命，不然他就将自己凌驾于生死之上了。

这个案例让我思考了很长时间，我的内在得到了极大的净化。在排列中，这位男士呈现出他会活下来的状态。他走到窗边，向外看了很久，然后转身，友好、快乐地向所有人报以微笑。这段经历一方面让我变得更加谨慎，另一方面也使我更加谦逊、克制。我现在相信，没有人会不经自己的许可就失去生命。我也相信，未经当事人允许，没有人能够真正干涉他的生死。

这是我二十多年前刚开始排列工作时必然会经历的，好让我在带领排列时成为今天的我。我将自己放在最末位，经常为爱所能行走出来的道路——特别是盲目的爱所行走的道路——而惊叹。如今，我在一场排列中完全不抱任何期待，也不会想象案主通过我的干预肯定能够得到疗愈，或者他的问题应得以解决或消失。我支持任何呈现出来的移动，服务于案主已经准备好的部分。

谦逊与克制从那时起便成为我的基本态度。我无所畏惧，直视所有人呈现出来的真实面孔。例如，在年纪很小的孩子身上，满是纠缠与盲目的爱。即便如此，我仍然支持所有的呈现并留在最末的位置上。这样，参与者在我面前会感到安全，反之亦然。我在排列中学习到的东西越来越多，参与者们也在我这里学到了如何让一场排列及其今后的生活获得成功。

我今天所理解的一个排列的成功是指：

1. 整个系统受到撼动；

2. 每个人都拥有并占据自己的位置；

3. 参与者们彼此尊重，拥有自己的力量并一直如此；

4. 没有善恶之分；

5. 没有对错之分；

6. 没有多少之分；

7. 没有更好或更坏的区分。

每个人在自己的家族里都有同等的归属权。我们同坐一条船，属于彼此——无论在世的人还是离世的人。人人为我，我为人人。

一个种族、一个人、一个整体。最终最重要的是"我们"，而不是"我"。在一起，我们就更多、更强。

Chap.
Eleven

第十一章
跳出受害者角色

很多人仍然认为是基因之力在控制他们，于是总是关注自己的家族史。其中一个例子就是美国演员安吉丽娜·朱莉，她因为母亲患乳腺癌而担心自己因遗传基因具有较高的患癌风险，所以切除了双乳。

很多人会感觉自己是基因遗传的受害者，特别是当家族中有癌症、糖尿病或者心脏病等病史时。我们无法自行选择基因，所以经常会得出一个结论：因为基因的遗传，我们成为命运的受害者——当我们把生命的权利让渡给我们的DNA后，就会坚信这一点。我们生命的未来会按照我们自己的信念外化出来。但是，生物学和物理学上革命性的发现驳倒了长时间以来通行的真理。借由表观遗传学，科学终于摒弃了对基因决定论的信念。

乳腺癌不是什么罕见的诊断。2014年，德国有大约七万五千个新增病例。在所有罹患乳腺癌的女性中有约四分之一的患者，其家族中出现的乳腺癌病例较多。这似乎暗示基因的影响。然而经过证实，所有乳腺癌患者中只有5%～10%的人有致病基因。诸如乳腺癌等的患病风险往往被人们认为是由遗传基因控制的。然而，生物学家立顿等人在很久之前就已经在实验室研究中证明，胚胎细胞会依据它的环境发育成骨细胞、脂肪细胞或其他类型的细胞。人们将这种情况归结为表观遗传控制，这实实在在地超越了基因以及人们对遗传的信念。

有研究指出，携带乳腺癌高风险基因的女性要比没有这种风险基因的女性早二十年发病，而且终生有50%的发病概率。这里就有一个问题：为什么一位女士会患上癌症，而另一位却没有？

令人惊讶的答案是：自己的态度，也就是对周围环境的期待、信念、认知影响着我们的基因活性。每一个感觉、每一个念头、每一个想象都会触发我们体内某个化学过程；根据念头或者感觉的不同方向，身体会释放出特定的荷尔蒙。因此可以认为，人不再是自己基因的受害者，而是自己的主宰，也是身体和自身命运进一步发展的创造者、塑造者。也可以说，被改变的不是基因本身，而是对基因的读取。比如一个婴儿的基因决定他的眼睛是蓝色的或者棕色的，但是我们不能确定基因会不会影响到其他方面，比如他是开朗的还是抑郁的、幸福的还是不幸的——这些和基因本身没有关系，而是跟感觉、精神以及身体层面上触发了基因的哪些活性有关。

基因读取的结果取决于"基因+环境"这个公式，因为大多数结果都是自己的生活方式造成的。正因如此，只由一个基因造成的疾病很少见，就不足为奇了。大部分疾病都是由多个基因的改变造成的。人不会因为一个基因出现问题就患上癌症。这相当于说：人可以患上癌症，也可以消灭它。对很多人来说，这可能意味着在观念方面引发一场内在的地震。

现在来看一看我们在排列中所看到的那些癌症患者的典型特征是什么：愤怒。他们的生活不幸福，他们忍受着强烈的情绪压力；因为他们对生活的期待没有实现，所以一直在等待。这会导致挫败感与失望。然后他们还受到了"癌症"诊断的沉重打击。但这不会在生物学上产生变化——变化只发生在精神和感觉层面，也就是说处理方法、想法以及感觉都与之前不同了。不过基因本身没有改变，因为它们不再起到所谓"蓝图"的作用了。我们必须将基因的两种类型分辨清楚：一种是负责构建身体的基因，它们的作用类似于构建一个机器人；另外一种则会被我们的行为、嗜好、喜恶以及这些所带来的后果所影响。

在一次以健康为主题的工作坊中，我在一场练习之后收到了一个反馈。一位年轻女士的练习搭档说："我全身都难受得不行，特别是左腿，我根本无法忍受。我一直想中断练习，夺门而出。"但他又说，他一次次冷静下来，对自己说这个练习是为了对面那个人而做的，他只是因为这样才坚持了下来。

于是我询问他的练习搭档。年轻女士解释说，她熟悉这种全身的痛苦，因为她在生产之后陷入产后抑郁，当时正是这种感觉。她这时已经不记得当时那三年是怎么走过来的了。当她的练习搭档如此详细地描述出她以前的问题时，她深感震惊。他们彼此并不认识，仅仅在一起坐了一个小时而已。当我问她还有什么想说的话时，她答道："我的母亲生了我之后有同样的痛苦，也患过产后抑郁。我母亲的母亲，也就是我的外祖母，还有外祖母的母亲，也就是我的曾外祖母，都是这样。而我的曾外祖母左腿还曾患有血栓，并因此在外祖母出生后不久就去世了。"我感到这位案主需要帮助，让她能够中断这个模式。

　　我为这位案主排列出她的"母亲""外祖母""曾外祖母"，让她们站在她对面。后者立刻抓住左腿，摇摇晃晃，非常吃力地站着。我让这位女士的"外祖母"转向她自己的母亲并说，"我为我的生命也付出了同样的代价。我活下来了，你没有。我为我的生命感谢你"。"外祖母"这样说完后，"曾外祖母"可以站住了。然后我将案主的"外祖母"转向案主的"母亲"，让案主的"母亲"对她自己的母亲说，"我为我的生命感谢你，我赞同它如其所是。这是我的命运。我已经错失它太久了。我非常想念你"。

　　案主的"母亲"说完后，案主看向她说："妈妈，我也是，我也完全这样照做了。"她的"母亲"对此感到非常悲伤。案主实际上只看向她的"曾外祖母"，而后者在对着她笑。我让她对"曾外祖母"说，"这一切都是替你做的"。"曾外祖母"听到后非常难过，极其温柔地注视着案主说："我自己也有一个孩子，我了解你的痛苦。我非常爱你。"

　　然后，我让案主背对她的"母亲"并靠在她身上，"母亲"后面是案主的"外祖母"以及"曾外祖母"。"曾外祖母"从后面伸出手，越过她的女儿和外孙女，把手放在曾外孙女身上，这时，所有人都舒了一口气。当问及案主她孩子的性别时，她回答说是一个女孩。果然就是这样：一代又一代地传承，每个人都有同样的痛苦，而且没有人知道这痛苦从何而来。女性产后死亡——就像这里曾外祖母的死亡——会在系统中触发恐惧。想象一下，在这种情况下，父亲面对嗷嗷待哺的幼儿又会如何自处。这通常要求他既做父亲又做母亲。然后他会产生一个愿望，希望把所发生的一切尽快从他的生活中赶出去，最好彻底忘掉。因为害怕事情重演，去世的人被排除在外。这种行为致使之后每一代中都有女性在盲目的爱中想要找回被遗忘的人（如这个案例中的曾外祖母），通过占据被遗忘者的位置，来重现她和她孩子的痛苦；后面的每一代人都被切断了与自己母亲之间的通道，她们都经历了如同与母亲分离一般的痛苦。

这位案主的练习搭档说："我第一次经历这些。我是一名心理医生。幸好我把这个练习坚持下来了。在此之前我在临床中对这种抑郁一向有心无力，采取的治疗总是没什么成效，实际上我束手无策。现在我看到，疗愈能够多么简单却又多么痛苦地发生，这一切让我非常震撼。"

我的创造行动

身体由十万种蛋白质组成，这些蛋白质就像是十万种零部件——一种可以生成肌肉细胞，另一种可以生成脑细胞……那么蛋白质从何而来？答案是：DNA是创造蛋白质的蓝图。蓝图本身没有什么力量，它好似一栋楼房的建筑图纸。图纸上的屋顶不是真正的屋顶，是建筑商根据画出来的屋顶造出了真正的屋顶。而我的生物"建筑商"就是我的理解力与我的情绪。我在它们的帮助下确立我的生活方式、我的人生观、我的环境、我的思想以及我的信念。而最终结果会现在我的身体上。

几乎没有谁的名字能像美国的露易丝·海（Louise Hay）那样与身心症状治疗的联系如此紧密。她是新灵性运动中的先锋作家。她的法则就是，"你做得到！"以及"改变思维，改变人生"。

当露易丝·海患上宫颈癌的时候，她拒绝接受任何化疗。她决定将肯定法、观想法、健康饮食以及心理疗法结合在一起。对于露易丝·海来说，"每次当你有一个念头的时候，都会有各种化学物质在你全身流动。它们要么毒害你的身体，要么增强你的免疫系统。思想就是一切"。六个月后，癌症消失了——没有化疗，也没有手术。她彻底痊愈了。

我并不想在此给出什么劝告或者建议，也不想针对任何一种适应病症的专业医学治疗做任何反对表态。每个人只有一具身体，那是他自己的身体。我们需要思考的是：这个身体是你自己的，这个感觉是你自己的，这个故事是你自己的，这个疾病是你自己的，必须对治疗有信心的人是你自己，而不是哪位建议你"有信心"的人。我们的确应该全程授权一位医生进行治疗，但是也要跟随自己的直觉，将整个情况问得更清楚，不把自己的责任完全加注在医生身上，这才是明智的做法。最终，为后果承担责任的是每个人自己。在家族系统排列中，我们看到很多人由于某个纠缠而接过了一些固有的行为方式。这对他们来说通常意味着"受苦"比"感恩"更轻松。

如果有好的医疗建议能让我们得到安宁并付出信任，我们就应该遵照这些建议。在众多可行的治疗方案中，没有任何一个方案能够代替医生。但是如果把自己完全交托给外在的某个权威人士，自己基本上就会成为双重"受害者"——自身疾病和诊断结果的受害者，以及对他人的生命指手画脚的权威人士的受害者。信任是好的，但更好的是征求不同专业医生的建议，然后信任一位与自己内在一致的医生，同时激活自己内在的医生。我想要非常清晰地强调：一场排列无法代替医生。

我们绝对应该全程仔细倾听诊断，因为只有这样才能为自己、也为治疗疾病找到答案，并且最终做出决定。但是我们不应执着于预测。这里的预测是指如果有人说，"您还能活三个月"或者"60%的患者活不过六个月"，这就好像是认为一个地方一整年都是恒温的。换句话说，即使我们知道某个地方的平均温度是24度，也不能确定这里当前的温度就是24度。

"预测"这样的统计数据，通常很难说明个体的情况。每个人始终都要记得：首先，世界上真的没有两个一模一样的人存在；其次，没有人知道一个人在信念和信任方面有什么样的能力，或者接下来在他身上会发生什么。很多病情的缓解都证明了这一点。

我一个朋友的父亲被诊断患有癌症，他所有的子女都感到深深的恐慌，也都想让父亲得到最好的治疗。但是他们遇到了障碍——父亲拒绝接受任何治疗。不仅如此，他买了一块墓地，刻好墓碑，整理出来他死后要通知的所有人的通信地址，甚至亲笔给其中几个人写了信。他还决定好要邀请谁参加他的葬礼。这种行为让子女们筋疲力尽。他也不听任何建议。子女们的手脚像被捆住一样。这位父亲的体重和体力每周都在慢慢减少，最后他瘦成了皮包骨。他自己和其他所有人都在等待他的死亡。

孩子们此时除了同意他的决定外，别无选择。他对此很高兴，也不遮掩自己的情绪。有一天，他早上起来突然感到很饿，于是吃个不停，把能找到的食物都吃光了。接下来的几天都是如此，他开始走上坡路。在这里我要补充一下，此前我为这些子女做过一次家族系统排列，排列的结果让人很难接受——直到所有人都真正赞同父亲的死亡时，父亲才深深舒了一口气，转身走了。每个人都能根据自己的感觉、自己的联结和自己的想象进行解读。他的转身，可能有各种不同的含义。当时，所有在场的人都以为这是他生命的终结。但是情况正好相反。没有了来自孩子们的担忧和控制，他步入了一个新的人生。这对我来说也是一个很大的发现。如果有人说某种癌症只有1%的概率可以痊愈，那么就表示毕竟已经有至少一个人成功做到了。那么为什么不能有第二个人做到，或者为什么这第二个人不能是你自己呢？《圣经》中，耶稣说："我实实在在地告诉你们，你们若有像一粒芥菜种一样坚定的信念，就可以对这座山说，你从这边挪到那边去！它就必挪。你们没有一件不能做到的事。"（《马太福音》17章20节）信念是决定性因素之一，我们绝不能低估它。

而且我们要明白非常重要的一点：如果一个人接到了一个诊断，它可能是根据自身的信念、信任和内在知觉发生的并且还会继续下去。有些人到这里就不再考虑别的可能性了，这相当于已经在内在对自己判了死刑，就如《圣经》中所说的"照你的信念，给你成全"（《马太福音》8章13节）。我们没有意识到，通过改变自己的环境，我们就能改变一些事情，从而让自己有可能做出新选择；或者通过改变某种情绪和态度、认识到自己的思维方式受限，我们就能带着不一样的想法采取不一样的处理方式。

如果能够在内在最深处体验到这一点，并且拿出勇气，那么我们就可以对旧有的信念模式做出改变，这是最关键的。如果时间足够早，那么我们就有机会做出决定，在生命中找到其他的可能性。带着一颗敞开的心，我们就能观察到如何把那么多神奇的事情吸引到一个人的生命中。每个人都在这一具身体中过这一场人生——生命是否由外界决定，无法下定论。死亡亦是如此。

源头海灵格家族系统排列在危机重重的情况下给我们提供了很大的支持，因为它的结果能够影响到灵魂深处。在自己内心的最深处，我们知道自己应该做什么。

我在此举一个排列为例：

两年前，一位名叫茱莉亚的女士来找我。她请求我给她的丈夫弗里茨做一次排列——此前两年，他遇到了一次严重的交通事故，并且已经做过无数次手术了。现在，有一个手术近在眼前，这次手术的难度非常大。茱莉亚的意思是，他的身体对于这次手术来说实在太虚弱了，因为自从事故发生以来，他大多数时候都卧床不起或者在做康复训练。但是这次手术无法推迟，而且医生们认为这是他迫切需要的。

在排列中发生的情况是，茱莉亚选择了一位代表站在她身边，代表她的丈夫弗里茨。他从她身边走开，走向窗户，然后一直站在这扇大玻璃窗前。一开始他想藏到窗帘后面。然后他透过玻璃眺望远处，无尽的远处。茱莉亚跟着他，想拉他离开窗户，让他转向自己，但是他不配合。她跪下来，但他转开目光不看她。她抱紧他，拉他的手臂，无休止地哭泣、喊叫。每个参与者都清楚他会死——她自己也感觉到了。

我就这样终止了排列。茱莉亚很生我的气。她认为我当时应该继续进行排列并寻找一个解决的办法才对。我没有听从她的话。她没再跟我说一个字，示威般地离开了房间，大声地哭号、喊叫、指责我。

八个星期后我收到消息，手术很成功。弗里茨好起来了，进行了康复训练，慢慢恢复了健康。半年后，茱莉亚离开了他。他很伤心，但是并没有失去快乐。

又过了一年半，茱莉亚再婚了。这是她的第三段婚姻。两年后，她的新丈夫患上癌症；又过了两年，他去世了，年仅四十八岁。茱莉亚说，她跟第三任丈夫在一起时比跟任何人在一起都幸福。她说："可惜他死了。"又补充道，"但我还活着！感谢上帝！"

这又是一起"你来替我"事件！茱莉亚的第二任丈夫似乎凭直觉感受到了这股动力。尽管交通事故对他来说很糟糕，但是他拯救了自己的生命。通过长期住院和康复训练，他与这段关系拉开了距离。用来拯救茱莉亚的"你来替我"对他失去了吸引力。在排列中明显可以看到，他的内在已经摆脱了这股动力，并很有可能正是因此而活了下来。

这些就是生命所书写的故事。重要的是始终记住：在排列中，我们必须在能量停留在最高点的地方停下！

创造者

信念的力量决定了方向和几乎其他的一切。你在这一个片刻的感觉、想法和信念会对你的免疫系统下令"赶紧避开那个压力因素"，或者向你发送信号"一切正常，放心吧"。

就是这样，要么抗争，要么逃跑，要么安静下来进行修复——都是你的信念、你的信仰模式、你的愿望在控制着开关，决定朝着哪个方向发展：疾病或者健康；成功或者失败。

在过去十年中，各种科学杂志上发表了很多经过证实的研究成果，证明了精神与身体联结（身心联结）的存在。思想、信念、情绪——这些都会在整个身体内引起重大的化学、生理学以及生物学变化。我非常喜欢这种思想转变的发生：从口说无凭的身心联结转到有实质科学证明的身心联结。这就需要我们每个人找到有目标导向的处事新方法，并且有意愿真正做出些改变。

伯特从差不多四十年前就开始把这作为他的工作重心。他把他的成果总结到爱的序位中。他的这一发现在当时非常具有开创性，而且至今仍然属于革命性的洞见。爱的序位到今天为止仍然无可替代，也无法以任何形式被诸多新发现取代。今天，我仍然断言：整合了这些生命基本法则的人已经踏上成功人生的轨迹。更重要的是，这些人将行驶在人生的超车道上。诸如"业力"这样的概念和想法都将因此得以化解。

Chap.
Twelve

第十二章
追根溯源

你们有时候会不会遇到这类情况，例如几乎所有的朋友、熟人都病了，或者很多人都陷入了很大的困境中，而无法继续将这类情况当作一种巧合？为什么如今很多人的健康、情绪或者职业状况不佳？

我们的环境和食品真的有毒到无法让我们避免疾病和不适吗？几乎每两个广告里就有一个是医药广告。而我小时候总觉得身体的自我疗愈如此神奇。如果我们不小心割伤了自己，只需要简简单单清洁一下伤口，贴一块创可贴再得到一个吻，我们就会把它忘掉。虽然我个人既没有得到创可贴也没得到吻，但是所有的伤口还是愈合了。有一些伤口需要的时间长一点儿——所有其他的一切紧随其后自动发生。我们忘了这一点吗？这证明了我们的身体是多么智慧。

在过去四十年中，我深入研究各种各样的疗愈方法，我发现并且一次又一次体验到思想、信念和情绪以及关系——尤其是彼此之间的触摸、语言和声音——在如何影响着我们的健康。它们在给我们的内在"药房"提供信息。因此我相信，我们所拥有的自我疗愈的力量比我们猜测的、认为的还多。时至今日，人们已经不必去找自己疾病发生的生理背景了。不过，只是看一眼症状还远远不够。拥有一个来自外界、用新信息唤醒我们、帮助我们的人，对每个人来说都是大有神益的。

总的来说，我们的健康系统并不健康。专家们并不谈及"患者甲"或者"患者乙"，而是在谈论"肝""肾"等；开药方的时候，人们一般过于关注症状。西医把人作为一个整体来关注这件事的实现，还有待时日。也许要等到某一天，我们有能力自己明白这些身体的表达时，这种片面的认知才会停止。传统医学与旧的信念体系紧密相连，让人们坚信疾病的原因与遗传学和生物化学密不可分。因此，制药业成为伟大的拯救者。然而，仅美国每年大约就有一百万人死于药物所带来的不良反应。在德国，有研究表明，两万五千至五万八千名患者是药物相互作用产生危害的受害者。另外，服药后疾病通常只是被抑制住了，而症状会因此发生转移。这导致数月或数年后，由另一个身体部位或另一个器官发出信号，然后整个游戏从头再来。这确实是漏洞百出的方法。只有少数疾病源于脏器。II型糖尿病百分之百与基因无关，而是取决于个人的生活方式；90%的心血管疾病并非器质性损伤所导致，而是日常生活中的压力和错误的行为方式所造成的后果。

难道真正的医学完全一无是处吗？绝对不是！医学也会创造真正的奇迹。如果我出了车祸，内脏露了出来，那我需要的不是什么脊柱按摩师，不是什么整骨医师或者类似的医师，就连顺势疗法此时都无济于事。我需要一位医生，一位外科医生，而且是马上就需要。

诸如受伤或者感染等紧急情况以及急症，所需要的是快速、专业、有用的解决方法。我们有非常好的医生和最新的技术，这是件好事。但是大多数疾病都是悄悄滋生的，通常从十年或者更久之前就开始了。所以没有思想的转变，没有新的行为方式，我们是无法治愈它们的。已经患有癌症、心脏病或免疫系统疾病等慢性疾病的人所需要的是一种整体的治疗方案。对生活状况进行研究并且加以改变，对此是非常有意义的。我们在这里必须考虑所有影响精神、身体和情绪等的因素。

有一些匪夷所思的慢性疾病，被医生们称为自身免疫系统疾病。这样称呼它们，是因为查不到其症状产生的原因。其中包括牛皮癣、湿疹、多发性硬化症、纤维肌痛综合征以及类风湿性关节炎等。

有一点是我们要牢记于心的：身体永远不会对自己发起攻击，将自己摧毁。它更想消灭引起疾病暴发的病毒、细菌、真菌或者毒素，来保护自己。对付病原体的最好办法是什么呢？那就是剥夺它们生长和繁殖的基础。这可以通过饮食，比如通过某种菜肴、药草，或者很多其他的方法来实现。

数千年来，各种古老文明已经成功地将饮食当作医疗手段。对我个人来说，当我改变了我的饮食习惯，我的生理和精神方面的健康就会受到巨大影响。一位医师朋友送给我一本书，名叫《中国研究》。它的内容触动了我，所以我拿给伯特阅读。那大概是十七年前的事情了。在伯特读完半本书的时候，他在一夜之间改变了自己，成了一名素食主义者。他再也没吃过一口肉，在这之前，他可是"无肉不欢"的。自那时起，就连他非常钟爱的乳酪他都再也没有吃过。另外我还要提一下，伯特在调整饮食十天之后，他的膝盖就不再疼痛了——尽管他曾经做过两次膝盖手术——而且疼痛后来再也没有复现过。只是他的行动局限仍然存在。

但是还有一个问题悬而未决：病原体是从哪里来的呢？为什么它在我身上而没在其他任何人身上触发某个反应？我们应该知道，我们的身体里有数万亿细菌微生物。这比天上的星星还多。仅一个成年人的消化区域就有大约两千克细菌。大多数细菌在我们的消化道中生存。微生物群系在我们腹中形成微观宇宙，不断为我们做着清理，刺激免疫系统并让病原体远离我们的系统。如果因为饮食不佳、压力、抗生素或者其他情况致使微生物群系被杀死或抑制，那么肠道内壁就会逐渐受到刺激，被有害物质渗透。接下来有害物质会进入血液循环系统，继而进入身体。想要远离这些有害物质，就需要调整饮食，否则它们会不断繁殖并在我们体内无限循环。采取一种营养全面的植物性饮食——以天然的、不含添加剂的、营养物质丰富的食物，比如蔬菜、水果、全谷物制品以及荚豆类食品为主——也可以重建体内的微生物群系，并让肠道内壁得到疗愈。如果我们能够正面刺激自己的免疫系统，同时改变我们每天在精神上、情绪上或者生理上对自己施加的一切有害影响，那么一旦产生了病痛，治愈的机会就很有可能会来临得更快。

美国科学家凯莉·透纳（Kelly Turner）为我们展示了如何治愈癌症。她花了十年时间研究癌症如何完全被缓解。她为此周游世界，拜访癌症幸存者。她分析了大约一千五百个病例，与来自各行各业的人进行了二百五十场深度访谈。其中，每一种类型的癌症都有经过证实和报道的病情完全缓解的情况——甚至包括胰腺癌、第四期肺癌以及无法进行手术的大尺寸脑瘤等重症。完全被治愈的患者年龄不一。

凯莉·透纳发现这些人做了一些不一样的事——涉及七十五个因素——才渐渐康复。但是并非每个人都使用了全部七十五个因素——只有九个是他们所有人都用过的，而且当中只有两个具有生理特性：

1. 完全调整饮食；

2. 服用药草以及膳食补充剂。

余下的都是精神、情绪和灵性方面的因素。所以真的有一种方法，可以通过精神控制免疫系统，给人一线生机。这七个因素是：

1. 为自己的健康负责；

2. 跟随直觉；

3. 认识并允许释放被压抑的感觉；

4. 增加积极向上的感觉；

5. 接受帮助；

6. 加深灵性联结；

7. 找到一个强有力的活着的理由。

我自己则有以下发现：如果把感恩放在第一位并立刻实施，想法和为人处世之道就会发生翻天覆地的变化，即使是濒死的人也有可能康复。那么它的意思是我们所有人明天都会痊愈吗？不，但是它的意思是有这样的希望存在。我们应该对这一主题进行研究，因为其中还有很多东西需要我们去学习。对我而言，我每次对案主提出的第一个问题便是：你真想活着吗？最终，没有人会不经自己同意就失去生命。因此，如果一个人没有真正的活下去的强烈意愿，那么很多方法和尝试通常只是一种消磨时间的方式。如果要获得想要的结果，我们最缺乏的东西就是"注意力"。

排列

我在此举一个排列为例，案主名叫布莉吉特，是一位四十多岁的美丽女士。

布莉吉特：我被诊断出患有乳腺癌。一年前我切除了双乳。现在我一筹莫展。我的丈夫不怎么理解我的担忧，所以我现在一个人生活，完全自己一个人。我们没有孩子。

排列呈现出这样一个场面：布莉吉特从"丈夫"身边走开。她同样转身离开了她的"母亲"，向着反方向走了几步。"母亲"再也忍不住眼泪，大声啜泣起来。布莉吉特表示这样根本不行。

索菲·海灵格：转过身面对她！

布莉吉特：我做不到。

索菲·海灵格：你缺少感恩。

布莉吉特：我应该感什么恩？她永远只有工作，从来不在我身边。我应该为了这个对她感恩吗？

我中断了排列，因为在这样一种情况下我不能，也不可以继续进行下去。三个月后，布莉吉特再次来到一次工作坊。她的样子变得让人认不出来了，消瘦又憔悴。她过来与我交谈。

布莉吉特：我觉得自己快要不行了。我感觉在再见我母亲一面之前，我不能死。但是我不敢联系她。你三个月前给我做的那场后来中断了的排列——那幅画面一直在我脑海里。那场排列对我来说根本没有结束，我的灵魂备受折磨，我太难受了。请你帮帮我。我对一切都感到很抱歉。

那次工作坊的最后一天，我们有机会再次为布莉吉特想要解决的议题进行排列。我将布莉吉特排列在她"母亲"面前。"母亲"再一次双眼含泪，布莉吉特这一次向她看了很长一段时间，然后眼睛里也出现了眼泪。她们就这样站了大概十分钟。突然，布莉吉特跪下来痛苦地哭起来。

布莉吉特：妈妈，我快死了。但我知道，如果我没有为了我能够活着的这些年感谢你，我就不能在安宁中死去。妈妈，我为我人生中能够经历到的这一切感谢你。因为你给予了我生命，我才有机会经历这些。现在我看到这一点了，也看到了这一切有多么珍贵。谢谢你。

我一句话都没有补充，就这样结束了这场排列和这次工作坊。

一转眼十二年过去了。布莉吉特——当时被认定只能再活四到六个星期就必死无疑——如今仍然活着。她拥有了崭新的人生和崭新的工作。

布莉吉特告诉我："如今我知道了，感恩不是我们只在嘴上说说的。不，我们必须去感受它。索菲，今天我跟你说，在我的生命里，没有任何东西能比当初我跪在母亲面前的那几分钟还要深刻、深入地充满我的内在。从那以后，我如此富有，如此圆满且幸福。换句话说，我感觉我的每个细胞里都是感恩。对我来说，感受到这种感恩就是纯粹的恩赐。我收到了崭新的人生作为礼物。谢谢你当初将第一场排列继续了下去。"

可塑性

　　科学现已证明，身体的每个部分都有能力在适合的环境中疗愈自己，甚至也包括据说不可能做到这一点的各个器官，如脊髓、大脑、心脏、胰腺以及前列腺等。那么，为什么有些事对某些人来说是可能的，而对另一些人来说就是不可能的？仅仅是每天数十万细胞死亡并被新细胞代替这个原因就足以解释这一点。我们的所思所感是决定性因素。如果我们今天的想法和昨天一模一样，那还有什么可改变的呢？然后就这样日复一日，年复一年。其实每隔七年，每个人的身体都会全部更新一次。

　　这样就会产生一个合理的疑问：我们为什么总会生病呢？如果我们完全不改变生活中的习惯、处事方法和我们的环境，那么改变身体状况的概率就很小。一切照旧，一成不变。

　　人类拥有很先进的神经系统，我们在生活中通过做出各种决定对它进行调节；我们通过所思、所感、所信，特别是通过情绪，在我们的内在制造出意象，并基于这些意象对生命中碰到的事做出相应的反应。生命中发生的所有事基本上都是礼物，也包括疾病或者所谓的负面事件。它们的出现是为了服务于我们，为了引导我们去做我们自己不愿意做的事。但是遗憾的是，目前人们还没有这样去诠释它们——有些人要等到数年以后才会这样，有些人可能永远等不到。

招致疾病的一个重要原因在于我们尝试用物质改变物质。但这行不通，也不可能行得通。我们不是线性生物，我们是多维度的。仅仅是这一个原因就使得治疗方法肯定也是多维度的。健康与治愈的前提就是对的条件与对的环境。每个人的内环境同样至关重要，它会反映出外在环境。佛家思想认为，所有的男人和女人都是他们自我疗愈的医生与自己命运的建筑师。

决定自我疗愈的条件有哪些呢？很多条件受制于环境，比如人、水、空气等；另一些条件受制于我们的饮食质量以及有可能摄取的膳食补充品；还有一些条件受制于我们祖先所知道的、成功用于治疗的植物。

专注于生命，专注于赋予你快乐的事物；专注于爱，专注于你所爱的人。专注于你欠了谁、欠了多少人一句感谢。每天去做一些让你感觉良好的事情。通常我会对那些想要缓解疾病的人说："你就简简单单想想'缓解'（remission）这个词的字面意思是'回想'（re-）起我的'使命'（mission）。现在，到了想起你使命的时候了。"如果我们能创造出一种疾病，那么我们也能创造出自己的健康。

首先，我们必须学会正确决定事情的优先顺序；其次，我们必须学会与内在和身体保持良好的沟通。我们应该准备好与它进行良好的对话。

　　疾病可能很复杂，让人很痛苦，很害怕。我并不是在断言我知道所有答案。我只是学到了一些人类的身体有能力做到的很神奇的事。我已经见过很多次了，也收到过这样的排列反馈。身体内的神经可塑性看起来几乎是无限的。认识到这些对我们来说只是个开始。这也给迄今为止被认定的许多"不治之症"带来了曙光。身体是一套高智能、高效率的开放式系统，它能够接收到我们的精神活动以及周围世界的情况，并与它们紧密相连。我们的身体设计超凡，能够进行自我调节、自我疗愈。那么除此之外我们还需要些什么呢？

　　我们需要清理我们的思想和环境。所以，我们要有意识地注意我们所吃的食物、所饮用的饮品、所使用的产品，以便支持我们疗愈的过程。这里，我还要特别提一下生命之源与源头海灵格家族系统排列的应用。这两者既不是理论也不是游戏，它们具有很显著的实际效果，能够拓展我们的精神与意识。

　　如果我们超越了肉体，改变了我们的内在对环境、思想、信念和情绪的态度，创造新的事物，那么我们就能够改变我们的生活，并因此改变健康状况，还可以为自己和他人提供强有力的帮助。这与相信有关。无论相信的是宗教、医学，还是身体本身的自我疗愈能力，或是三者的结合，全都无所谓——只要我们相信，就能达成。因为通过让自己对这些变得有意识，我们免疫系统的行动会更加有力。这种认知反过来会让我们承担起采取相应措施的责任。

　　我们生活在一个有着无限可能的世界中。选择并专注于那些能使你快乐、使你的人生幸福的可能性；不要惧怕那些看起来对你构成威胁的事物——它们只是你的想象，要么来自过去，要么可能出现在未来。是你自己将它们创造了出来，并赋予它们所需要的能量。你既然能把它们创造出来，那么也随时可以改变它们。如果不是因为你拥有疗愈的力量，拥有全部力量去达成你真正想要的一切，那么这种想法根本不会出现。你拥有你所需要的一切。它们在哪里？就在你的内在！我不必赋予你权利或者给你力量。你什么都有。你只需要做一件事：醒来，留在此时此地！既不回过去，也不去未来。临在于当下这一刻，行动起来！

Chap.
Thirteen

第十三章

压力，
健康最大的敌人

就医的人中约有90%都患有压力引起的疾病。抗抑郁药物会解决问题吗？

压力基本上分为三种类型：

1. 身体上的压力，由事故、跌倒或肢体冲突等原因造成；

2. 化学压力，由细菌、病毒、激素、重金属、酒精、糖分等原因造成；

3. 情绪压力，由诸如人际关系破裂、家族悲剧、失业、经济困顿、疾病、离婚、死亡等原因造成。

这三种类型的压力都会使大脑和身体失去平衡。远古时代，一旦遇到危险，肾上腺系统就会启动。人只需要做个决定：战斗还是逃跑。此时关乎的是生死问题。我们可以想象一下：如果一头老虎把我们当成猎物，那么我们想要启用多少能量？每个人肯定都想启用百分之百的能量来甩开它。千年以前，也许这样比较合适，因为那时候确实有诸如遇见野生动物等置人于死地的危险情形存在。但是如今，有危险的情形不再是一只野生动物——有些人需要面对的危险可能来自领导、快要到期的房租、妻子或丈夫，而不是一头老虎。然而身体系统如今的反应却一直没有改变，仍然与被老虎追赶时的反应一样：肾上腺会分泌皮质醇、肾上腺素与去甲肾上腺素。唯一不同的是，以前人们遇见危险所产生的压力很快就会过去——这样的过程对人类来说是非常有用的；但今天，压力和它所引起的荷尔蒙分泌会从一个状态延续到下一个状态。这被称为长期压力。此时身体功能持续地全力运转。因此，90%的疾病都与压力有关也就不足为奇了。

　　所谓的战斗或逃跑综合征描述了身体对危险或压力做出的反应。它很好地说明了荷尔蒙的作用。假设我们遇到一个危险，那么作为自主神经系统一部分的交感神经系统就会启动。它会向肾上腺和脑垂体发送一个神经信号，使肾上腺开始分泌肾上腺素、去甲肾上腺素以及皮质醇。脑垂体则分泌出促肾上腺皮质激素，一种作用于肾上腺、有助于生成肾上腺素、去甲肾上腺素以及皮质醇的荷尔蒙。

　　这些荷尔蒙在身体内引发各种应激反应：心率与呼吸频率加快，血压上升，消化减缓——所有能够让脑供血与四肢肌肉供血达到最大化的反应都会出现。同时，肝脏中的糖原被分解成葡萄糖，使血液中含有尽可能多的营养物质。此时身体的能力迅速提高，使我们能够有更多的力气更快地奔跑，逃离危险。危险消失后，副交感神经系统启动，发出停止产生那些荷尔蒙的信号。而多余的荷尔蒙只能慢慢地在血液中分解，因此压力只能慢慢消退。现如今，因为刺激一拨接一拨来袭，长期生活在压力之下的人比比皆是，压力所带来的后果也会早早出现。其中一个例子就是心肌梗死。

　　当我们处于压力之下时，我们的能量场就会转变为一种阻力状态，在这种能量场中，我们的血液受到影响，流动不再顺畅。这种阻力还会影响到人体pH值：我们的身体在压力下呈酸性，而局部或者全身过酸就会导致炎症，因为过酸的环境会让病毒长驱直入。炎症只是一种反应，在此反应下需要输送更多的血液来支撑感觉。但是我们已经步入了严重的偏差，因为炎症如火，而且这把火开始烧房子了。我们通常却对此毫无觉察。

一直处于这种生存模式中的人会调动腹部、消化系统、免疫系统以及更高的脑中枢等资源，将这些能量输送到肌肉，持续为生存而战。但这样做的结果是记忆力会不如从前，同时专注力下降，也没法好好消化食物，无法充分祛除体内的毒素，免疫系统长期慢性过劳……这不可能一直没有不良后果。

在器官移植中，我们可以看到应激激素（压力荷尔蒙）对免疫系统有多么强烈的影响。在开始干预之前，患者会摄入应激激素，使免疫系统关闭，避免排斥外来器官。使用药物控制应激激素是为了让身体部位不与新器官发生冲突。遗憾的是，在现今的世界中，人们每年365天、每天24小时都有压力，从不松懈。其结果就是疾病和不适。

这两者是从恐惧的化学反应中产生的。我们完全没有意识到在每一次刺激下我们的身体都做了什么。我们也无法想象每次压力会在我们的体内触发怎样的后果。

该怎么办呢？答案大家已经知晓：如果我改变自己与生命有关的认知、精神活动、信条、世界观、习惯，那么我就改变了影响着我细胞功能的信号。头脑会将这个信号发送给神经系统。给予我们力量的想法会在我们体内产生给予我们力量的生化反应；相反，削弱我们、令我们害怕的想法会产生削弱我们、令我们害怕的生化反应。

那么哪些想法会产生对我们有帮助的改变？是感恩与原谅的想法。

我会在后文中深入探讨这一点。对缓解压力来说，静心冥想已被证明是一种非常有效的方法。

Chap.
Fourteen

第十四章

疗愈必须在多个层面上发生：静心冥想的力量

在应对压力方面改变我和很多人生命的方法，就是静心冥想。它在几千年前业已存在。头脑时时刻刻都在喋喋不休，一直让我们产生恐惧、焦虑，或者限制着我们，因为它总是停留在过去或者未来。精神世界是很美好的——如果我们能训练它、约束它，把它作为工具使用。但如果它一直聒噪个不停，也就不再那么美妙了。

美国的心脏病专家赫伯特·本森（Herbert Benson）首次对静心冥想进行了研究，他说："静心冥想会关闭战斗或逃跑反应。"静心冥想会刺激副交感神经系统，也就是人体中用于放松的神经系统，这会让人得到疗愈。从最简单的层面讲，静心冥想能够缓解压力。交感神经系统与副交感神经系统会通过静心冥想再次达到平衡。

人们因为不想把白天的污秽带入夜晚而沐浴或者泡澡，却在洗完澡之后看电视、听收音机、使用电脑或者读报纸，把整个世界的压力带到了原本应该用于休养生息的夜晚。他们之前已经洁净了身体，然而头脑却重新装满了压力。这就是为什么静心冥想与泡澡沐浴同样重要——因为我们要放松肌肉与神经。而这反过来会影响头脑与意识，让我们可以做个好梦。

生命之源静心冥想——一种速效方法

静心冥想种类繁多。对我而言，最有效的就是生命之源[1]静心冥想。它可以用测量的方式证明压力因素如何快速地在三至十次完全有意识的呼吸之内减轻。与此同时，我们踏上了通往内在的一次旅行。此时重要的是不要去管念头、疼痛或者任何一种不良感觉，我们只是留意自己的呼吸。我们内在的移动飞快地投入初始元素"气"当中。每一次返回旅行的起点时，我们都满载而归。我们再次对无意识中的喋喋不休进行了有意识的引导，并再次成为自己的"一家之主"——这个"家"也被称为"身体"。在这样的状态下，我能够联结到伟大的整体。

脑垂体在静心冥想期间所做的事情令人称奇。它会释放催产素、多巴胺、血清素以及内啡肽。这些都是由身体制造并释放出来的能够使人快乐、放松的激素。这样一来，人们的内在可以有意识地安宁下

---

1 "生命之源"已被德国伯特·海灵格出版公司（Bert Hellinger publications GmbH & Co. KG）注册，海灵格机构及索菲·海灵格女士拥有其独家专用权，他人未经授权不得使用。

来，同时，疗愈过程通过积极正向的荷尔蒙分泌运行起来。

真的有这样一个内在的方法让我们能够如同电灯开关一样切换。只要花上五分钟带着意识呼吸，冥想着去联结量子场域，我们就能点燃生命的色彩。在大自然中散散步或者听听某段古典乐等也是效果良好的方法，但它们无法与有意识的静心冥想相提并论。我们必须让头脑安静下来，放慢呼吸——此时才会感受到内在岿然不动的和平安宁。这被称为在自己内在休养生息。当然，静心冥想最好的地方在于它是没有成本的。它可以在任何时候、任何地方进行，你只要回归内在，简简单单地聆听——完全有意识地聆听——即可。听什么？听你的内在。

一位美国医生不久前在他的工作坊里进行了一项让人啧啧称奇的研究。他在为期四天的工作坊开始和结束的时候，对一百二十位参与者的皮质醇水平和一种名为免疫球蛋白A（IgA）的化学物质进行了测量。他想看看内在的静心工作是否会带来表观遗传学或者化学方面变化。他发现大多数参与者的皮质醇水平下降了。也就是说，他们不再处于生存模式，不再受压力困扰。然而重要的是，他们的IgA水平从大约51上升到了83。IgA数值是抵抗细菌和病毒的主要防御参数。这种化学物质比任何流感疫苗都有效。

Chap.
Fifteen

第十五章

每个人都是自己的
青春不老泉

　　当一个人在诊所听到自己被诊断为诸如风湿性关节炎、多发性硬化症、癌症或者糖尿病时，他所感觉到的要么是恐惧，要么是担忧，要么是悲伤。恐惧焦虑会给人压力。患者可以从积极的方面去思考，比如告诉自己"我要抗击疾病，我要战胜它"，然而正是这种想法让他寸步难行，因为想要抗击或摆脱的东西会一直紧紧追着他不放。

　　根据我的经验和调查研究，身体的每一种症状都是一条来自我们灵魂的信息。如果一个人还有恐惧与担心，那么任何积极向上的想法都不会从脑干进入身体，因为这些想法与身体的情绪状态和潜意识状态并不协调。但是如果这个人能够进入一种感恩的阶段，从而改变他的情绪状态的话，他的想法就能通过脑干与身体的潜意识状态再次协调起来。

感恩的意义

我在此举一个排列为例：

艾迪，一个四十八岁的男人提出了他的议题："我的内心生了病，对母亲极度地渴望。我不认识她。我当初是在一所医院前的过道上被人发现的。"

当他的养父母去世的时候，他才知道了自己母亲的名字。因此他想通过一次排列提前为认识母亲做好准备。我把这位儿子排列在他还不认识的"母亲"对面。

当两人对视的那一刻，他们眼中立刻涌上眼泪。他们慢慢靠近彼此，对视着，坠入彼此怀抱的样子让人心碎。他们真的黏在了一起，直到完全筋疲力尽，才稍稍分开。

艾迪对"母亲"说："我的余生中不会再让你孤单哪怕一天。"

两个月后，艾迪真的在因斯布鲁克找到了他的母亲。她对他解释说，当时她和儿子待在一所母婴之家里，那时候她十六岁。她必须在儿子断奶之后离开那里；而作为孩子的艾迪会得到一位监护人，并且离开母亲去今后养育他的家庭。办理收养手续时必须获得母亲的签字。但艾迪的母亲拒绝签字，因为她仍然希望能够再次让孩子回到自己身边。

但是她当时的伴侣反对她这样做，而且她没法从官方得到任何消息。

艾迪告诉我："我感到自己的内在有一道裸露的伤口，从来没有愈合过。尽管我有一对很好的养父母，但我在生命中的每一天都在想念我的生母。我心里有那么多疑问想要得到答案。但是我的养父母并没有透露我生母的名字。现在我终于找到她了。我们现在一直在一起。谢谢你借助那场排列为我做好准备，否则我在渴望了这么多年后与我的母亲真正见面时，我的心很可能会承受不了。现在我的心再次恢复了健康。我感谢你，让我能够经历四十八年半以来一直等待的事。"

为什么要感恩？我们一般情况下只会在有所获得的时候、在幸免于难的时候感恩。但是如果我们总是对所有的事心怀感恩——也包括那些不太美好的事，那么我们很快会感知到自己的内在和周围发生的改变。我们为什么要感谢让自己不舒服的事？每件事都在逼着我们学习。如果我们能够对这种学习经验感恩，感恩就会成为一种内在的态度。如果在一个事件出现之前就能置身于感恩的状态，那么精神和身体就会相信它们已经接收到美好的东西，这样一来就能提前启动一种积极正向的化学过程，并带来相应的后续结果。因为感恩的情绪信号意味着有些事已经发生，我们已经有所获得，这让我们很高兴。

因此我们应该在患病期间去详细地想象生活细节，并观想疗愈的步骤。

我们越能感受到疗愈已经在全速运行并为此感恩，我们的身体就越能促成神经细胞中新信息的形成。带着新信息的活跃着的神经细胞使大脑内释放出必要的化学物质，从而使疗愈映照成真。

积极心理学

在2000年左右，人本主义理论心理学出现了一个分支，被称为积极心理学。它想找到究竟是什么让人幸福快乐。它与传统心理学的不同之处在于，后者往往专注于人的不幸以及过去。

积极心理学家们发现，如果想幸福，最重要的是要处于"流动"的状态。人们可以用不同的方法达到这个状态，其中包括唱歌、跳舞、微笑，开展一次良好的谈话、进行体育运动或者投入某个让人满足的工作当中。这些会让人感觉到联结。所有让我们幸福快乐的事，都会让时间过得飞快。

幸福快乐

鲁珀特·谢尔德雷克在2018年维也纳的演讲"再次发现灵性"中指出了积极心理学中的另一项认知：幸福快乐的是那些总是心怀感恩的人。

然而哪个为先呢，是幸福快乐，还是感恩？为了找到答案，人们进行了一个实验。

参加测试的人员被分为三组：第一组人必须列出过去一周让他们不快乐以及激怒他们的事情，第二组人必须写下过去一周他们所经历过的事情，第三组人必须列出过去一周对他们来说美好、让他们快乐的事情。研究结果让人大吃一惊，列出快乐事情的人在之后好几天都很快乐。

而最有效的实验是这样的：研究人员要求被试向某个给予他极大帮助、但他还未表示过感谢的人写一封感谢信。这个人可以是一位家庭成员、一个朋友或者一位老师。如果这个人还在世，被试要亲口将这封信读给对方听。那些做了这件事的被试在之后三个月里一直很快乐。这表明了感恩对自我幸福感有着不可思议的巨大意义。

伯特在很久之前就在自己和他人身上发现了这一点——无须科学

验证。因为在家族系统排列中，他一直致力于对身体起作用的那些因素，因为身体从不撒谎。

　　在家族系统排列中，为生命而感恩父母是一个基本要素。更重要的是，感恩会为幸福快乐的人生打下基础。伯特从四十年前就开始实践它。对于科学来说，这却是一个全新的认知。伯特本人在高龄之时还在以信件的方式感谢他的父亲。为了给所有感兴趣的人一个示范，他在一本书中公开了这些信件。通过这种做法，他体验到了更加轻松的感觉。

亲爱的爸爸

长久以来，我一直不知道我内心最深处缺少的是什么。长久以来，你——我亲爱的爸爸——一直被我关闭在心房之外。长久以来，你一直如同一位过路人，我的目光总是越过你，看向别处，看向我自以为的更大的存在。

有一次，你就好像从远处回到我面前，因为与我最亲密的女人在唤你。她看到了你，而你通过她与我说话。

我有时候会想到我是如何把自己抬高到你之上的，想到经常害怕你因为小事狠狠地打我让我痛苦，想到我将你驱除到心门之外多远的地方——是的，我必须驱除你，因为我的母亲站在我们俩中间。我现在才感觉到我变得多么空虚孤独，多么骄傲自大，多么隔绝于全然的生命和真正的爱。

然而现在，你作为我的父亲，从遥远的地方回到我的生命中，带着满满的爱，也保持着距离，不干涉我的人生。现在我才明白，是你在保障着我们每一天的生存，而我们内心深处却没有感受到有多少爱从你那里流到我们身上。你总是首先想到我们的安康，我们却把你关在心门之外。我不记得我们曾经对你说过，你有多棒这类话。

　　你多孤独啊，但你一直默默地带着满满的爱为我们的生活服务，确保我们的未来。我们享受得理所当然，对你的付出视而不见。

　　现在，我的眼眶湿润了，亲爱的爸爸。我向你这位高大的父亲鞠躬，将你放入我的心里。长久以来，你一直被我排除在心房之外。长久以来，没有你，我的心如此空虚。

　　现在，你在那儿，亲切并友好地保持一段距离，一点儿也不想从我这里得到什么。现在你还是我的父亲，我亲爱的父亲；我是你的儿子。你没有提出任何有损你威严的要求。

　　你还是我高大的父亲，我接受你以及我为之感恩的所有一切，作为被你所爱的儿子。

　　致亲爱的爸爸。

你的托尼，你的长子

　　迈出这一步，对任何人来说都为时未晚。

紧抓不放的后果

所有真实、灵性的道路都以某种方式围绕着认可、善意与宽容，围绕着联结与原谅。我总是说，所有的原谅都是对自己的原谅。因为所有对他人的诸如愤怒、不原谅、怨恨以及痛苦等念头都是在我的内在生根、发芽、结果的。当有人对我做出了让我蒙受冤屈的事而且我产生了这些不好的念头，那么它们会对我产生重大影响。它们会影响我的身体、我的荷尔蒙以及我的血液化学成分；它们会影响我如是的一切和我拥有的一切。当我开始原谅他人的时候，我也从自己的痛苦、怨恨以及自己的敌意中解脱出来。我放开我的不原谅，让自己好过。这不是让另一个人逃脱责任，让他逃脱他曾经做错的或曾经应做而未做的事情的责任。这与那个人没有任何关系。它仅仅与我一个人有关，充满了我对自己的爱。而且这才是关键所在：我是自由的，我可以随时改变自己。然而如果我认为自己内外一切都是完美无缺的，需要改变的只是别人，等着别人去做这件事，那么我通常要等上很久很久——有时候甚至是一辈子。

放下的结果

宽容与放下对于调节情绪来说也是最有效的方法。情绪属于过去，而所有已经过去的都无法再被改变。我们能够改变的只有自己的态度，而且现在就应改变。我们能够而且应该认可过去所发生的事，因为反正它也无法改变了。比如我们可能会对父亲或者母亲心怀憎恨，对某个同事不满，指责伴侣犯下的错误——正是这些议题让我们可以成长起来、成熟起来。如果一直把自己视为受害者，我们就会一直无法解决这些事。决定权在你手中：你是要紧抓着自己的受害者角色不放，还是要通过原谅他人来原谅你自己？所有的指责都如同在空中回旋的飞镖。如果我们能放下一切折磨，认识到生命的运行是为了帮助我而不是反对我，那么我们就能借助它启动最有效的生命过程，启动爱。

我对别人生气，对我来说就是：

1. 我活在过去；

2. 我把当下对我产生影响的力量交给了他人，交给了过去发生的事件；

3. 我必须问自己：这样的能量消耗值得吗？这样的拒绝，这样的对抗值得吗？事到如今还有什么可赢之处吗？

4. 我愿意为此付出这么大代价吗？

而感恩、宽容和对自己的爱所产生的影响会在我们体内启动一个完全特殊的过程。美国政治家本杰明·富兰克林（Benjamin Franklin，1706—1790）在他的《穷人理查德年鉴》中写道："只有内心带着感恩去期待并且接受，才能找到通往人们一直想要得到的内心安宁平和和健康安乐的道路。"本杰明·富兰克林认为，幸福快乐与健康是活在感恩中所得到的答案。

差不多三百年之后，富兰克林的这一说法在科学上得到了证实。通过这些科学证据，我的丈夫伯特的说法才得到有力的认证与认可。源头海灵格家族系统排列及其应用是健康、内在安宁和平以及进一步获得各方各面成功的源泉。

自己青春不老泉的背景

基本上来说，每个人都随身携带着自己的青春不老泉。主要对此起到作用的是染色体端粒。它们是染色体的非编码单链末端。与染色体和基因一样，端粒本身也含有化学编码DNA链的片段。它们是DNA 的结构元素，用于保持其稳定性。有时候，端粒被比作鞋带上的塑料末端。它们保护染色体末端，避免其散开或粘连，从而防止有机体基因信息因此遭到损毁或改变。因为这可能导致细胞功能失调或死亡。

DNA损伤带来了巨大的危险，而细胞会在染色体上识别并修复这些损伤。没有端粒，染色体末端看起来就像受损的DNA一样，细胞会尝试修复这个根本不存在的损伤。这就会导致细胞不再分裂并随着时间而死亡，这样早晚也会导致我们的死亡。

端粒就是这样在不会使细胞丢失基因信息的同时使细胞得以分裂。细胞分裂对于肌肤再生以及形成新的血细胞、骨骼和其他细胞是必不可少的。

随着每一次细胞分裂，端粒都会缩短。通常细胞的分裂次数在五十次到七十次之间。如果端粒过短，细胞就无法继续分裂，变得不活跃、"早衰"或者死亡。这个缩短的过程关系到衰老过程以及死亡风险的升高，因此端粒也被比喻成炸弹的导火管。不过，端粒在组织细胞中不会缩短，这是因为组织细胞不会不断分裂，比如心肌中的组织细胞。

端粒酶则能够通过在端粒末端放置新的部分来对端粒的缩短进行补偿。它负责以这种方式延长端粒，从而确保细胞继续分裂。诸如环境等不同因素的影响也能使端粒酶保持活性或者令它失活。但是对端粒酶产生影响的主要还是我们对生命与自己生活方式的看法。

以下情形会阻碍端粒酶发挥作用，加速伴有疾病和抑郁的衰老过程：

1. 营养不良。

2. 童年创伤。

3. 思想与感觉。

4. 受害者状态——消极负面的信条会抑制端粒酶活性。

5. 创伤后压力与慢性压力。越来越多的研究表明，慢性压力与端粒较短有关。在2004年的一项研究中，人们把养育健康孩子的母亲们（控制组）与养育患有慢性疾病的孩子的母亲们（护理组）进行比较。从平均值来看，护理组母亲们的端粒比控制组母亲们的端粒短——前者的细胞表现比同龄人的衰老了整整十岁。

6. 在另一项针对非洲男孩的研究中发现，在充满各种压力的环境下成长的孩子的端粒比在稳定环境中成长的孩子短40%。核心点是什么呢？慢性压力不仅会导致心情低落，还会真正地推动衰老过程。

7. 缺乏对自己的爱、对自己的尊重和对生活的兴趣。这些感觉很容易导致孤僻，并减少对长寿的愿望。

8. 人生没有任务和目标。每天早上醒来无事可做的人，找不到继续活在世上的意义。因此很多人退休不久就去世了。他们认为自己对世界已经是无用的了，他们失去了生命的目的。神经系统对此做出的直接回应就是"什么都不做"。这样一个人会无意识关闭端粒酶的活性，缩短寿命。

如果我不知晓源头海灵格家族系统排列和生命的基本法则，那么上面所有的情况都会施展它们的影响，而且通常会导致意外事件的发生。

相反，以下情形会促进端粒酶发挥作用：

1. 对父母的感恩会产生一种特殊的影响。因为这表示一个人喜欢他的生命，而且更想要这样活着。"只有我的父母对我来说才是最好的"这种态度能够在无意识层面激活端粒酶。从根本上来说，就是"我是幸福快乐的，而且我不让他人为我的状况负责"。

2. 一个微笑的表情。因为它表达的是我们幸福、快乐、信心满满地望向未来——我们的新陈代谢会对此做出回应。

3. 对自己的爱意味着与自己和睦相处，同时内心感到满足。这种能力让我们也能够爱别人。这些都是感恩的派生效果。爱自己、爱他人的人珍惜自己的生命以及对生命有所贡献的一切，也珍惜与之相关联的生命体验。这是一个孩子对父母能够表达出来的最大的感恩。

4. 他的生命是出于服务性而存在的。怎么强调这一点都不为过。因为它不仅指我们有事可做，还意味着我们有被需要之处，同时我们愿意付出一些回馈。身体系统就会做出这样的反馈："我现在不能停下来，我必须活得再久一点儿，因为我还有很多事要完成、很多东西要付出。"服务于某事或某人对于激活端粒酶特别重要。伯特就是一个很好的证明——岁月在他身上不留痕迹。

5. 丰富、良好的饮食。

6. 锻炼身体。

觉知、思想和感觉等，都能够影响端粒酶的活性和端粒的长度，继而影响到我们的健康、寿命和生命力。而且，一个人如果能够对生命说"是"，就意味着他热爱自己生命，心怀感恩，用充满爱的眼光看待我们的星球。所以他能够真正地延长自己的寿命。幸福、快乐、满足与健康把握在每个人自己手中。它们可以持续很长时间，远远超出我们的预料。

我在此举一个排列为例：

一位中年女士前来求助。她患有乳腺癌。乳腺癌通常要么与母亲有关，要么与丈夫有关。在她的情形中，她对她的母亲有着深深的厌恶，甚至憎恨。她的论点是：母亲将她送走了，她并不关心她。

我让癌症的代表站在她面前，她站得笔直，甚至有点儿僵硬，对着"癌症"把头抬得高高的。接着我让母亲的代表站在她身后，与她保持一定距离，然后让这位女士转身。她把头抬得更高了。她拒绝看向"母亲"，拒绝为生命感谢母亲，只是摇着头。我对她说："很明显，你非常抗拒你的母亲。"我请她只为生命而感谢她的母亲。她开始跺着脚大声喊道："不！不！我再说一次，不！"我对她说："很明显，对你来说，去死比为生命感谢母亲容易得多。"之后，终止了排列。

排列只能揭露隐藏的真相，而相应的放松、疗愈的移动必须由案主完全跟着自己的内在移动亲自实现。其他的一切都是枉然。

这位女士对于所看到的场景很不高兴。接下来的一年半我都没听到她的任何消息，之后她写了封信给我。

亲爱的索菲：

你肯定不记得我了。一年半以前我曾去过你那里，你给我做了一次排列。我的议题是"乳腺癌"。

排列的结果和你给出的建议对我来说纯粹是一种过分的要求。当时我发誓再也不想看到你了。

"应该为我的生命感谢我的母亲"——我不想在这里详述你的话，当时它对我来说是多么狂妄可笑。我连你的名字都再也不想听见，更别提再见你了。

但是你肯定不会相信：你的目光、你铿锵有力的话语如同回声，没日没夜地在我脑中回荡。几天以后，我觉得自己如同一只困兽。我和我认识的人都认不出我自己了，一切好像都改变了。小时候日常生活的记忆也浮现出来。在梦中，我看到母亲的脸就在我眼前。我从梦中惊醒，她在对我微笑。

我真真切切地感受到自己体内猛地一动，感觉身体突然之间变得非常柔软、富有弹性。我抑制不住地微笑起来，我的胸部感到非常温暖。我突然感受到长有肿瘤的乳房里出现一阵灼痛，整个乳房发红、灼热。就在第二天，诊所通知我必须亲自过去，与他们确定化疗开始的日期。

我向我的医生讲述了过去三个星期所经历的心理上的恐慌。他建议我先等两周再接受治疗。我对化疗怀有极大的恐惧，因此很高兴他有这样的建议。

但后来发生的事情始料未及。有一天，我早上醒来的时候突然有一种感觉：我必须给我的母亲打个电话。当我听到她的声音的时候，我能说出来的只有一句话："谢谢妈妈。"她开始哭泣，我也一样。我们都没有再说任何话，我们一起哭泣。那感觉就像是永恒。我当时感觉自己仿佛回到了五岁的时候。一种无可言说的痛和深深的爱从我的心里流出来。我们默默无言地挂了电话。

索菲，今天我必须告诉你那次排列之后我所经历的一切，那感觉宛如新生。我衷心感谢你。我之前并不知道我那么爱我的妈妈。是你拯救了我的生命。我从来没想过会给你写信，更不用说那股前所未有的感激之情了。

我没有做化疗，没有接受任何医学治疗，完全什么都没做。上周，我的体检结果重新转为阴性。我太高兴了，我要把这份喜悦分享给你和我的母亲。

请允许我对你说，我爱你。

感恩，你的英格丽德

Chap.
Sixteen

第十六章
观想的力量

为了改变对健康与疾病的看法，我们需要一个被唤醒的信号。我在此给大家介绍一位医生的经历：他在一次事故中，六块椎骨被压伤。医生预测他再也无法奔跑了，还建议他动一次特殊的手术。身为医生的他拒绝了这个建议，并在承诺后果自负的情况下出院，住到了朋友家。

他把精神都集中在这样一个想法上：创造出这个身体的力量也可以治愈身体。因为他深信有一种赋予我们生命的智慧存在于我们的体内，它确保我们的心脏会跳动、胃中的食物被消化掉，使我们的身体运转顺畅。他决定去联系这个智慧。他的第二个想法是：我不会再粗心大意地允许任何一个与我不想经历的情形相关的想法出现。

起初，他考虑过一辈子生活在轮椅上该是如何，然后他慢慢开始在精神上重建他的脊柱。整整六个星期中，他没能成功让头脑听从自己的命令，这是一断黑暗的灵魂之旅。单单是保持闭着眼睛、把精神集中在每一块椎骨的重建上，就要花去他三个小时的时间。每一次注意力溜号，他都要从头再来。但是经过了这六个星期的锻炼后，他终于能够在思想中完成脊柱重建的整个过程，而且完全不走神。这就好像他完美地击中了网球一般。有些东西被打通了，他开窍了。从那一刻起，他感觉到自己的身体内发生了巨大变化——它的运动功能恢复了；又过了不到十个星期的时间，他能再次用双腿站立了；十二个星期后，他开始了康复训练。从医学角度看，这种情况在这样的重伤之后是不可能的。也就是说，这是个奇迹。

想象的力量

这表明我们的头脑也有好的一面。比如人们可以通过观想利用自己的想象力，启动强劲的疗愈反应。当你渴了，你可以想象一个多汁的柠檬——你把它切开，只是看着它。汁水流出来，你在想象中用你的舌头去舔。你的唾液腺会立刻失去控制——尽管这一切只是在你的想象中发生的。所以毫无疑问，我们的想象力与我们的思想和行动一样有力、有效。

几年以来我与数百位将观想作为治疗组成部分的人进行过谈话，积累了大量的故事与见解。令人惊奇的是99%的人都把内在关于自己疾病的画面转换成了健康的画面。只是这样就行了，从疾病到健康，一次又一次。极端的自律通往成功。最好的例子就是米尔顿·艾瑞克森（Milton Erickson）。青年艾瑞克森因脊髓灰质炎而全身陷入瘫痪，在他的父母下地干活的时候，他坐在摇椅上透过窗户观察他们。他也想出去。他很快就意识到如何能够用思想的力量将摇椅从他这个位置移动到房间的另一侧，而且他也相信自己迟早可以完全正常走路。因为既然连椅子都能听他的话，那么他的身体又怎么会做不到呢？接下来的故事大家都知道了。他不仅站了起来，还成了最成功的催眠治疗师之一。

再举几个例子来对此进行说明：接受化疗的人可以把化疗药剂想象成小小的食人鲳，它们撒欢般四下游走，啃噬肿瘤。他们看着肿瘤如何在自己的灵性之眼前越来越小，越来越小，一直到完全消失。放射治疗者可以把放射线想象成闪电——它将肿瘤烧尽。肿瘤也越烧越小，直至消失。对于动脉硬化，我们可以想象自己坐在一条小船上，在整个动脉中航行，同时将血管壁上的沉积物和病变全部清理下来。我们将它们装在小船上，满载而归，然后满怀感激地将这些珍贵的"货物"卸掉。

有一种未知的自然智慧，引导细胞从胚胎成为婴儿。有一种未知的自然智慧，使橡子成为橡树。有一种未知的自然智慧，令各个星球围着太阳绕圈。没有这种机制，没有这种智慧，我们是无法发展的。这一包罗万象的智慧赋予我们生命，令我们的心脏跳动，使我们的饮食得以消化。它在我们的自主神经系统中穿梭，是这个世界上当之无愧的最大的疗愈师。我们不要让自己的"以为"挡住它行进的道路。

Chap.
Seventeen

第十七章

**每一个女人
都必须知道的事**

怀孕的积极影响

尽管科学上已经证明，但微嵌合体对健康的影响还没有为大多数人所知。每个母亲以及每个将来会成为母亲的人都应该了解这种微嵌合体细胞传输可能带来哪些积极的影响或者消极的影响。之前提到过的美国科学家李·尼尔森相信，微嵌合体大多数时候带来的是积极的效果。比如与从未怀过孕的女性相比，怀过一次孕的女性患乳腺癌的概率更小。这也解释了为什么频频有修女被诊断出乳腺癌。胎儿的免疫细胞可能会通过识别逃脱了母亲排异反应的癌细胞，为女性增加一层额外的保护。这也是生过很多孩子的母亲的乳腺癌确诊率大大低于没有孩子的女性的原因之一。

家族系统排列显示，乳腺癌通常与拒绝自己的母亲有关。也许随着一个孩子——或者随着每一个孩子——的出生，一个女人对于自己母亲的指责会变得温和克制些。我总是一次又一次听到很多女士说她们想用与母亲截然相反的做法，或者比母亲做得更好，然而结果却恰恰相反。或许没有孩子的女性是因为没有做母亲的经历，所以她们会一直指责并拒绝自己的母亲。

还有一些患有风湿性关节炎的女性通过生孩子而减轻症状的

情况。

　　科学家戴安娜·比安驰对此还有另外一个看法。她认为，胎儿细胞会受到受伤组织的吸引，并在需要修复的地方提供自己的帮助。动物研究中有一些迹象支持这一观点。比安驰为此对二十一名患有不同类型癌症或自身免疫系统疾病的女士开展了研究。她们当中的十位有儿子，十一位没有孩子。结果显示，在那些有儿子的母亲们的病灶组织里有相当多的男性细胞——每一百万个组织细胞中含有大概十到一千三百个男性细胞。这些被发现的细胞中含有肝细胞、上皮细胞和白细胞的典型标志物。而在没有儿子的母亲们的组织细胞中并没有发现任何男性细胞。

　　比安驰猜测，胎儿的干细胞还残留在母亲的血液或者特殊的干细胞壁中，当需要它的时候，它可以分化成不同类型的细胞。按照这种猜测，可以说母亲随身带着一个胎儿的干细胞配件仓库。

　　然而游走在母亲体内的胎儿干细胞还兼顾着其他的任务。维也纳医科大学教授、妇科医生约翰纳斯·胡博（Johannes Huber）举出了这样一个例子：假设一位四十岁的母亲体内含有九个月大的胚胎干细胞，并通过剖官产的方式让孩子降生。如果使用她自己四十岁的细胞材料，她需要好几个星期才能从这场大手术中恢复过来。但她没有这么多时间，毕竟还有个婴儿需要她照顾。所以胎儿干细胞立刻开始工作。它们年轻、强大、动作迅速。在剖官产刀口愈合方面，她与年轻的母亲没有任何区别。

　　做完剖官产手术一天后，产妇必须起床，防止血栓形成。我认识的一个人，她四十四岁进行了剖宫产，产后还不足四十八小时就离开了病房，沿着走廊一直走到轮椅那里，然后坐着轮椅下了两层楼来到新生儿科室——她的小女儿在里面的一张暖床上接受照料。护士们看到她的到来都感到十分惊诧。与其他同级别的大手术相比，剖宫产的迅速康复简直就是个奇迹。难道不是吗？

　　干细胞对母亲来说还有一种美容的功效。分娩后的女人们都会展现出一种特殊的美——这源于婴儿干细胞的再生之力。这或许也是女性的寿命大多比男性长的原因之一。认为怀孕和分娩的辛苦——特别是多次怀孕和分娩——肯定会毁掉女性身体健康，其实是错误的想法。与其相反，怀孕好像"不老仙丹"——前提是一切顺利，没有遇到并发症。生过几个孩子的母亲可能会比只生一个或者没生过孩子的女性更年轻、更有活力。

　　胎儿细胞对母亲的身体还有另外一种作用：它们作为干细胞会进入母亲心脏的肌肉组织，对其进行强化。研究表明，年轻的细胞会优先接入胸部、心脏和肺部，而且这些细胞的寿命为数十年。

怀孕的另一面

然而怀孕带来的并不都是好处。在此期间也有研究证明，妊娠中毒症，实际上就是胎儿干细胞中毒。正常情况下，母亲体内每一百万个自体细胞里就有一个孩子的细胞；而患有妊娠中毒症的母亲体内则是每一千个自体细胞中就有一个胎儿细胞。

母体的机能出现问题后，这些问题可能会因为胎儿干细胞而扩大——遇到病毒或者紫外线辐射时就会发生这种情况。母体的子宫颈特别脆弱，原因在于，为了方便精子通过，这里的免疫系统是减弱的。如果病毒在这里遇见胎儿细胞，就有可能造成宫颈癌。

通过观察，多次分娩过的女性患上另一种癌症——黑素瘤的可能性也更高。这种情况在皮肤癌中最为严重。

大肠也是免疫力薄弱的一个部位。如果大肠中有不良大肠菌定居而且有胚胎干细胞进入这一区域，就会为癌症的产生提供很多机会。

另外，母体中的胎儿细胞还是免疫系统疾病的病因之一。关于这一点，人们观察到女性患上自身免疫系统疾病的概率大于男性。这与人工合成嵌合体之后所出现的并发症有一定的相似之处。例如，在治疗中将健康者的血液干细胞移植到白血病患者身上时，可能会出现捐献者的免疫细胞攻击受捐者身体的情况。

　　根据李·尼尔森的说法，通常所说的移植物对宿主的反应与结缔组织疾病中的硬皮症相似。尼尔森还认为在某些情况下，攻击患者结缔组织细胞的很有可能不是她自己的免疫细胞，而是之前她孕育的孩子之一的免疫细胞。事实上，尼尔森在女性硬皮症患者们的血液里发现的外源细胞比普通女性血液中的更多。但是真正能证明这些细胞参与了疾病产生的实证尚未出现。对其他自身免疫系统疾病的研究显示，如果女性血液中含有孩子的细胞，其患有多发性硬化症的风险就会增加。人们在桥本氏甲状腺炎中也发现证据表明外源细胞参与了该疾病的发病。

　　与生活中其他的一切一样，细胞传输也有正反两面。尽管如此，微嵌合体仍然是大自然赋予的一项让人印象深刻的总体计划——这并不是只就医学角度而言。整体上看，它甚至将人类引入了另一个维度。它以一种密不可分的方式，将每一个人和他的家族联结在一起，而且它可以跨越几代人。而最重要的是，在整个创造中，它在母亲和孩子之间建立了一种独一无二的联结。

Chap.
Eighteen

第十八章

忠诚与联结的荷尔蒙

当两个人相爱的时候，会有一种非常特别的物质出现——由九个氨基酸组成的神经荷尔蒙——催产素。它是众所周知的羁绊或忠诚的荷尔蒙。催产素由脑垂体释放进血液，早在百年前医学领域就已经知道是它引发了分娩痛和乳汁溢出。另外，催产素还为母亲和新生儿建立起情感的羁绊。

然而受催产素影响的远不止母亲与孩子之间的关系。通过性交产生的催产素有助于增加伴侣之间的联结之感。所以这种忠诚荷尔蒙也支持一对一的伴侣关系。性行为是无法单独产生催产素的——与伴侣之间的羁绊也是一个要素。当第三个人，也就是孩子，出现在两个人的生活中的时候，催产素会为一对伴侣准确地提供他们所需要的：爱、忠诚、可靠和信任。

负责羁绊效应的并不是在血液中不断循环的催产素，而是在大脑中同步释放出来的催产素。这些催产素在大脑中作为所谓的神经调节器，有目的地改变特定神经元群的活跃度，从而为两位准父母之间的联结构建起生理基础。我们也可以说，这些神经元让伴侣两人彼此纠缠在一起，进而促成一段亲近的关系。

看起来，这个过程是大自然在整体上深思熟虑的结果。因为对于一个来到这个世上无助的孩子来说，与父母的羁绊具有存在性的意义。不只是在作为婴儿时，还包括之后的很多年里，孩子都需要喂养、照料、保护与关爱。按照大自然的计划，父母双方在这段时间内都要参与其中。催产素正是在这里发挥其作用的。

伴侣关系

男人为什么渴望找到一个女人，而女人为什么要寻找一个男人？因为尽管他们本身分别是一个独立的单位，但是他们都不完整。这也反映在身体上：身体的一半是阴极，另一半是阳极，如果没有伴侣，它仍然是不完整的。只有对伴侣产生爱的关系时它才会变得完整。那么一个没有女人的男人和一个没有男人的女人还会剩下什么？"男人"这个词，只有在思考"女人"的时候才有意义，反之亦然。

幸福伴侣关系的第一个组成部分就是性的关系——它是决定性因素。只有实现肉体上的爱并承担所有的后果，男人和女人之间才会产生深层意义上无法解开的特殊羁绊。

我们不能无视的是，伴侣关系中最深的需求就是归属及安全感。但这不一定是双方强制性的首要需求。根据男女双方的背景，他们在爱、在伴侣关系中通常可能把人生中其他的事情放在首位。如果两个人都有其他更重要的事情，并且彼此没有尊重对方最重要的需求，那么两人的关系就会因为对对方的期待与现实不符而从内部遭到破坏。尽管相爱很深，关系还是无以为继。

我会在另外一本书里进一步阐述我迄今为止在伴侣关系中都观察

到了哪些人生中的重要事情，因为这已经超出了本书的范围。

一个人留在另一个人身边、彼此依靠一辈子的安全感是通过婚姻体现的。婚姻就是对所有人公开承诺二人属于彼此并共同承担所有后果。

紧密的伴侣关系的高潮就是第一个孩子的出生。之后，这段关系就会扩展。有些其他的东西从这时起会开始发生作用。虽然这时候亲密性会有所减少，但是这段关系也值得被双方更加深入、更加认真地对待。因为当一对伴侣说"我们的孩子"的时候，两个人会在不同深度上对此有所感知。在孩子身上，他们看到自己是某个更大的整体的一部分。

源头海灵格家族系统排列表明，在伴侣关系中也有序位存在。男人和女人首先是伴侣，其次是父母。因为父母身份是伴侣关系的结果，因此伴侣关系在先。很多伴侣关系中出现问题是因为父母身份一下子比伴侣关系更重要了。但是当父亲在爱孩子的同时爱着妻子，且他爱孩子的力量汲取自对妻子的爱，那么孩子就会感觉很好。当然，反之也适用于作为母亲的妻子。

羁绊之爱

科学研究还表明，催产素不但对人类有影响，对有些动物也会产生影响。比如对一生只有一个伴侣的单配偶制动物——草原田鼠的研究就证明了这一点。如果去除它们身上的催产素，它们就会离开彼此。

日本的一项研究表明，催产素还在主人与狗之间的关系中扮演着决定性的角色。研究人员让三十名宠主与他们的宠物玩耍、亲密相处一个半小时，并分别对玩耍前后的人和动物进行了尿检——结果显示人和动物的催产素都有明显的上升。当主人与爱犬长时间心无旁骛地对视时，这种变化会特别强烈。

研究人员在另一组实验中，通过宠物犬的鼻子将催产素注入它的体内，反向展示出催产素的增加与宠物犬真诚的目光之间的关系。这些动物如此富有感情地望到主人眼睛深处，这同时导致了催产素的增加。

与几乎所有美好的事物一样，催产素这种荷尔蒙也有它不好的一面。虽然它能增加对自己群体的羁绊和忠诚，但是也可能导致拒绝以及排斥所有不属于这个群体的一切，引起排外和嫉妒的心理——如今，我们观察到这种现象越来越多，这背后很大一部分原因来自荷尔蒙分泌。

良知与羁绊

我的丈夫伯特特殊的成就之　就是认识到良知的不同类型。正如我们在催产素上所看到的，与自己的群体之间的羁绊就是所谓的个人良知。它的意义在于，通过它，我们能够直接感知到我们归属于这个群体所必须遵守的东西。一旦某人偏离了适用于其家族或群体的某种规则，也就是说如果他担心他的所作所为会令他失去归属资格，那么他就有了一个坏的良知。为了重新归属于团体，他必须改变自己的行为，这一点让他非常不舒服。

个人良知后面跟着三个需求:

1. 对归属资格的需求

良知守护着归属资格。当我做了一些威胁到归属资格的事，我就会得到一个坏的良知。从这种意义上讲，清白的感觉只不过代表"我的归属资格是安全的"。反之，当一个人害怕自己的行为会让他失去归属资格时，他就会有罪恶感。

2. 对施与受平衡的需求

这种需求使系统内部成员之间的交换成为可能。联结是通过对归属关系的需求进行的，因此当我收到一些好东西时，我就有给予的需求，从而达到平衡。如果我感受到了归属和爱，我给予的就会比我所收到的多一些。对方也是如此，他也会多回报一点儿，这样一来，这种交换就会不断增加，关系也因此越来越深。但是，对平衡的需求也有不好的一面：如果有人让我受到损失，同样为了平衡，我就有报复的需求，这种你来我往的渴望就会愈演愈烈。对公平与复仇的需求如此强烈，通常会让人宁愿牺牲其对归属资格的需求。

3. 对序位的需求

在群体中有一些规则是每个人都必须遵守的。遵守规则的人就会感觉很好；违反规则的人则会感到，他必须为此付出代价，受到惩罚。当我们处在一个群体的底层并完全依赖于它的时候，个人良知会让我们有最强烈的羁绊。但是一旦我们在群体中获得权利或者不再依赖于这个团体的时候，这种羁绊和良知就会松动。

良知在产生羁绊的地方约束自己、排除异己。因此，如果我们想留在我们的群体内，通常必须拒绝或否认其他人——仅仅因为他们与我们不一样——具有我们自己所使用的归属资格。总是听从自己良知的人，会拒绝其他人。

然而对与错跟好与坏不一样——最坏的事情通常出于好的良知。良知只不过是为了维持与对自身生存至关重要的群体之间的羁绊而已。这样一来，一个人好的良知和另一个人好的良知将人与人、民族与民族相互分开，让他们针锋相对——程度可以严重到引发战争，令数百万人失去生命。

良知的衡量标准是我们所归属的群体中适用的标准。因此，来自不同群体的人所具有的良知也各有不同。而同时属于多个群体的人对每个群体各有一个不同的良知。因此我们对母亲有一种良知，而对父亲有另一种良知；在家庭中有一种良知，在工作中有另一种良知；在教堂中有一种良知，在聚餐会友时有另一种良知。但这永远围绕着联结，围绕着对分离与失去的恐惧，也总是围绕着爱——无论是看得见的爱，还是盲目的爱。

对施害者与受害者的全新理解

我的丈夫伯特的认知深深地影响着国际知名的美国创伤科学家、创伤治疗专家、美国亚利桑那州社会创伤中心主管安雯·圣·佳斯特（Anngwyn St. Just）博士。一直到今天，她还在采访中强调我丈夫的工作对她自己的发展有着开创性的意义。参加过伯特的课之后，她完全改变了对受害者和施害者的理解。她认识到人类既是猎食者，又是猎物。想要理解这句话，我们就需要颠覆对自己家族系统的理解，以及对祖先和后代在个人过错和从别处承接过来的过错之间的纠缠理解。

佳斯特博士发现，家族系统排列是一种解决集体创伤的方法——集体创伤远远超出了一个家族的范围。我们所有人都来自某个家族，并因此属于某个家族、某个种族、某个国家。而每个国家和人民都会经历集体创伤。在佳斯特博士接触家族系统排列之前，她虽然对集体创伤已经有很多了解，但是她并不知道如何在临床上处理它。她是从我的丈夫伯特那里学会这一点的。

尽管科学家们在集体创伤领域通过研究患者已经探索了很长一段时间，但是他们并没有真正着手处理其中的问题。而我的丈夫伯特一直在通过信息场进行这方面的工作。佳斯特博士发现，信息场就是迄今为止创伤疗法所缺失的部分。因为一切都储存在信息场里。

在我们使用家族系统排列进行创伤疗愈之前，只有萨满和药人能够使用不同的仪式在这个领域工作，并与祖先建立起意义重大的联系。大多数人对此持怀疑态度。然而我们的祖先确实对我们有很大的影响，这一点也在表观遗传学中得到了证实。

我们在源头海灵格家族系统排列中就是运用这个信息场进行工作的。使用它时没有时间或任何其他限制。它是一个知晓一切的场域。在它的辅助下，我们可以触碰到一个团体或者一个民族的集体命运。一个人不可能无所不知，所以产生了这种可能性——查阅场域即可。我们在那里可以找到所有曾经存在的信息和事件。通过源头海灵格家族系统排列，我们可以描述并且认识这个信息场。

尽管排列中的代表们并不知道自己所代表的人物和他们的命运，更没有见过他们，甚至对相关信息也知之甚少，但他们却能够获得这些人的感受、想法和某些移动，就像接入了一个局域网。而且这个网络无处不在，全面覆盖，我们也不需要任何仪器就能从这个场域下载所需要的信息。我们可以通过源头海灵格家族系统排列接入网络。实际上，人本身就是一台设备，能够与这个知晓一切的场域互动。

解决问题是一个现象学的过程——相关的信息都来源于信息场。排列师只需要有能力识别并且读取这些信息——尤其是施害者与受害者的部分——以便能够为这些信息护航。无论是在家族中还是在其他情况下，我们都能通过家族系统排列看到施害者在如何模仿另一个人的命运。我在这里所说的当然不是连环杀手，那属于另一种类型。

家族中存在着一些模式，它们渴望着被实现。也就是说，我们今天还有某个和解需要达成，我们需要处理好前几代人未能完成的棘手事件，不然，源于前几代人的受害者动力还会延续下去；或者说，某个后代会承接祖先尚未解决的动力所带来的命运。

在家族系统排列中，我们能够识别出这些模式，并且观察到某些罪过是如何被不断重复的，而之前散落的部分又是如何感受到解决方法的吸引并共同拼出一个整体的。这就像我们找到了一片树叶所归属的那棵树木一样。也就是说，有一个整体模式始终存在，而缺失的部分可以从信息场中调取。相比之下我们可以说，在家族系统排列中，这就如同一片叶子的一部分——从能量上讲，它无形中携带着整片叶子。而且不仅是那片叶子，还有叶子所在的树枝、树枝所归属的树干，以及整片树林、整片风景。

生物物理学家弗里茨-阿尔伯特·波普（Fritz-Albert Popp）通过生物光子学测量仪器证明了这一点，并给人留下了深刻的印象。他的测量仪器真的借助很小的一片叶子残片而让整片叶子现出原形。这就能够让我们找出它来自哪棵树。这台设备甚至能够借助一小块带骨头的肉，建立起它所归属的身体的整个能量场——当然能量弱一些。当时，这个实验是用一条鱼做的。幻肢痛恰恰也证明了这种归属性。比如，尽管截掉了一条腿，患者仍然能准确地在已经不存在的、被截掉的腿的位置感觉到疼痛。而针对这种疼痛进行的治疗是在曾经存在的腿的能量场上进行的。

物理学家埃尔温·薛定谔（Erwin Schrödinger）有一个发现，那就是只有一个意识存在，它是唯一的，而且世间存在的一切都和它有关。所有的一切都参与了这个意识，我们也是这个意识的一个部分。

物理学家塞林格（Zeilinger）说，这方面还有一个很大的问题一直悬而未决：真相的本质是什么？

也就是说，一个人或者一个症状，又或者一个事件，永远是那个很大的模式的一部分——独立存在的情况根本不存在。这样就产生了一个问题：如何让施害者与受害者都能够得到疗愈和和解？

在美国，一些人曾经尝试通过让施害者向受害者支付赔偿金来进行疗愈。受害者会寻找一位好的律师或请评审委员会来决定这个伤害值多少钱。在遇到我的丈夫伯特前，就连佳斯特博士都相信金钱可以安抚并且疗愈受害者。但是后来她也对这种观点产生了怀疑。问题是：还需要什么东西才能让疗愈起作用？

在日本，面对受害者时有一种特别令人心情沉重的态度。1945年8月广岛和长崎原子弹爆炸事件的幸存者被称为"被爆者"（Hibakusha）。尽管他们因为吸收的辐射量较低而存活下来，但是预计之后会患上各种疾病——尤其是癌症，甚至会死亡。日本的被爆者及其下一代过去都是（现在仍然是）受到歧视的受害者；也因为缺乏对放射性疾病相关知识的了解，很多人都认为这些疾病能够遗传甚至具有传染性。直到21世纪初，还有新的被爆者出现，因为有些受害者直到这时才敢公开他们的个人经历。

佳斯特博士在阿富汗与那些失去儿子的满心悲痛的母亲们工作时，对受害者产生了完全不同的看法。所有的母亲都身着黑色，手捧儿子的照片。她们带着一种崇敬的心情——因为失去了自己的孩子，她们才会有这种心情。当佳斯特见到这些女士们的时候，她很清楚自己无能为力。因为她们是一群对痛苦有特殊理解的群体。这有点儿像一个自助团体。但是她们被卡住了。

通过我的丈夫伯特，佳斯特博士体验到受害者与施害者之间有一种创伤羁绊。如果不解开，这个羁绊会传给他们的后代。佳斯特也观察到出身于充满冲突的家族系统的男女经常会无意识地走到一起。看起来，在施害者与受害者的系统之间有一种吸引力。这些伴侣会被他们的家人指责不忠诚、背叛，但是他们还是会相爱，而且这种情况中的吸引力非常强大。因为伴侣二人对于能够消除分离有着良好的感觉。但在伴侣关系的第二阶段，当双方换了一种角度看待爱时，通常就会产生权力之争——他们各自的家族系统会通过这两个人接着战斗。

有一种施害者与受害者的羁绊存在，也就是说受害者在心理上与施害者、痛苦制造者产生了共鸣——反之亦然。他们彼此需要，无法脱身。司法部门在这个层面上是不可能采取什么对策的。巴西司法部门已经认识到判决中这一部分的缺失，因此他们现在甚至将部分家族系统排列培训纳入当地的司法系统；法官、检察官、司法工作人员以及作为调解员的律师等人员都已经开始接受这一培训。目前海灵格学校提供的第一期相关培训已经完成，还有三期培训正在进行中。

该用什么方法来解决这种羁绊呢？可以通过我的丈夫伯特所称的"灵魂的移动"来解决。在家族系统排列中，由代表们代表受害者和施害者。这类排列大部分都在沉默中进行。大多数受害者和施害者最终会拥抱在一起。疗愈发生在灵魂层面，而不是人格层面，所以我的丈夫伯特认为这类排列在受害者与施害者死后进行比较好。通过矛盾的化解，双方的家族系统都会平静下来。

特别是当同一个家族既有受害者、又有施害者，充斥着严重的矛盾时，家族系统排列会起到很好的疗愈作用。我们经常会发现，两个彼此真心相爱的人往往会在相处时遇到问题。从国家角度上来说，我们也看到了德国人和法国人的关系。第二次世界大战后，在灵魂维度上产生了一次范围特别广、程度特别深的和解疗愈。

一个特别的现象是，有些受害者并没有认为自己是受害者。最好的例子就是纳尔逊·曼德拉（Nelson Mandela）。他在监狱度过了几十年，经受了那里所有的屈辱。但是因为他并不觉得自己是受害者，所以他才能在南非领导通往真理和和解的运动。换句话说，你可能确实成了受害者，但是你不需要反过来适应这个角色或者接受受害者意识。因为这样一来你就陷入了一个循环——只有报仇才能让你再次获得安宁。我们也把这种循环称作"强硬的爱"。与真正的攻击者不同，受害者与施害者从长远来讲还是渴望和解的。这也是为了不要把冲突传给下一代。

我的丈夫伯特对人类出身意识的看法极大拓宽了佳斯特博士的视野。我们陷在区分善与恶、区分好的良知和坏的良知中不可自拔。这会非常准确地告诉一个人他必须做什么、不做什么才能归属于他所出身的族群。所以你可能是个带着"好良知"的"合格的"坏人，因为你对你出身的族群很忠诚。如果你的所作所为有悖于你出身的族群，你就会有坏的良知。正因如此，没有过错就没有进步。当你尝试绕离出身族群的意识的时候，你就要付出良知不安和罪恶感的代价。但是如果不绕离出身族群的意识，你就会紧紧卡在里面。

佳斯特认为，从某种程度上讲，美国的政治也属于一个群体。那些出于好意跨越了党派界限的政治家们都被称为叛徒，哪怕他们只是批评了一下同党派内成员的情况。

Chap.
Nineteen

第十九章

全新的量子物理学
世界观

几百年来，物理学基本上一直在研究是什么令世界的核心凝聚在一起。人们认为最终剩下的会是某个我们能够把握的、物质的、客观的东西。人们努力寻找组成世界的最小颗粒，以为世界一直在按照它的法则随着时间而改变。然而现代物理学的证据表明，这种构成分子的最小颗粒——原子可能是不存在的。这令我们无言以对，因为我们的语言都与物质相关联。

连科学家们都实在找不到任何语言来形容这一认知。有一点是我们可以肯定的：事物并不像我们所感知的那样。现代物理学认为根本没有固体物质存在。那么我们就没办法回答"世界的核心是由什么凝聚在一起的？"这个问题。因此，我们必须对这个世界建立起全新的看法。

基本粒子物理学总是把物质拆分成更小的部分，直到拆出让人想不出会与物质有任何关联的东西。这让科学家们愕然。因为人们实际上以为：世界是由某种小颗粒组成的，我们最终会找到纯粹的物质，然后就能够借助自然法则发现这些纯粹的物质是如何排列的。然而，世界真的不可知。因为"知道"意味着我能够解释我所知道的东西，而"解释"的意思是我要参考某些已经理解的东西，也就是物质。

然而即使我不理解我所知道的，我也必须去解释它。最终只留下一场空。也就是说，我以前所知道的东西一下子失去了根基，成了不确定的。"知道"瓦解了，变成了某个东西；对于这个东西我只能说：我完全不知道，因为它是不可知的。"知道"的种种标准已经失去了它们的有效性。它不再有固定的根基，只有永恒的变化。

沃纳·海森堡（Werner Heisenberg）的学生、量子物理学先锋、原子物理学家汉斯-彼得·多尔（Hans-Peter Dürr）将这种变化称为"起源之泉"。因为每一眼泉都是无时无刻不在变化的，我们没办法将它固定在什么东西上。这正是伯特·海灵格在他的工作中不断展现出来的——几周以前的重中之重，一回头就变成了次要的。这样经常会造成学习者们的痛苦和误解。但是我的丈夫伯特完全不让自己和自己的工作受到束缚。所以他没有参加任何协会，也不与任何协会的主管者讨论他的见解。海灵格科学作为一门科学，已经领先当下的科学几十年。伯特·海灵格已经通过他的工作证明了这一切。源头海灵格家族系统排列也是这样在前行。它是一股清泉，古老又崭新。

这种洞见抽走了一切激进主义的根基——无论是科学的还是其他方面的根基。我们所用的桌子也不是表面上看起来的那么坚固——这张桌子是这个房间的一部分，具有一个形态。即使是在所谓的物质保持不变的情况下，它也能不断改变。为了找到不具有形状的物质，以前的物理学尝试将形态和物质剥离，这样人们就能说形态是物质的排列，这里有自然法则存在；如果能认识到它，我们就能预知世界。因为人们需要用已经失去形态的、纯粹的物质来描述大自然。

但是我们如何瓦解形态？作为例子，我们可以再一次想象自己坐在桌子旁边。我们用一把斧头将桌子劈开，来瓦解它的形态。然而这时我们便有了两个具有形态的物体，只不过是形态发生了改变而已。如果继续用斧头砍下去，我们在某种意义上就成了原子物理学家，因为人们相信到了某个时候那种纯粹的物质原子就会出现了。因为原子——"atom"，源于希腊语"不能分割的"——正如其名，是不可分解的；而物质不过是一个点。

然而物理学家后来又发现：原子确实具有某个形态，而且它还能继续分解出一种物质。与此同时出现了一些古怪的事：原子并不是由颗粒组成的，而是某个看起来像波的东西，如同一种看不清、摸不着的振动。物质消失了，但是形态还存在。这与人们在以前的物理学中所假设的完全相反。此前人们相信的主流观点是：先有物质，再有形态。

对人类来说，这意味着：当我们感受到某个情绪的时候，这个情绪会给大脑发送一个信号，而信号的质量决定了大脑对这个情绪做出怎样的反应。如果从心脏发到大脑的信号是漂亮、均匀、平滑的波形，也就是当诸如感恩、同情和爱发生的时候，大脑就会去适应这种柔和、均匀的化学反应，并在我们的身体中释放出维持生命力的化学物质。这会让我们的免疫系统非常强大。

与之相对的是应激化学反应。例如当我们感到挫败、悲伤、愤怒、憎恨、嫉妒、恼怒或恐惧时，就会有不一样的信号产生——它是不连贯的波，与前一种正好相反，看上去就像股票大跌的样子。它是混乱、失序、锯齿状的波。大脑接收到这些波，就会做出反应，说：

"我必须适应这种化学反应。"然后启动应激化学反应，也就是分泌出被称为应激激素的肾上腺素和皮质醇，让我们再一次身处生存模式中。这也是我们患上疾病和感到不适的主要原因。

现在，困难开始出现了——主要是因为我们缺乏词汇来充分表达这种关于真相的新观点。我们的语言旨在将一切视为与我们分开的独立的存在，视为我们能够抓得住摸得着的、能够定义的、能够用一个数字来理解的存在。然而真相来自万亿乘以万亿个原了的表达——它们如同从一个蜂巢里面钻出来的嗡嗡地飞来飞去的蜜蜂，并且会在人类完全看不到的地方出没；或者说它们像林中的一个状如花岗岩的蚁丘。我们虽然有词语来形容这些，但是我们忽视了最重要的东西：虽然我们眼中的背景混乱不堪，熙熙攘攘，但其中有着绝对的归属与等级秩序。

源头海灵格家族系统排列正好将它们展示于人前。序位是首要的，也是无形的，但是违反它就会产生可怕的后果。归属感也是秩序之一，被称为生命基本法则。通常，家族系统中充斥的混乱令最基本的序位面目全非，已经完全没有办法运行下去。这个序位是所谓的家族良知所决定的。这种良知类型及其影响的发现同样是伯特·海灵格早年的功绩。三十五年后的今天，我们在研究他的发现时只会惊讶地问："他是怎么发现的呢？"他在真正意义上开了先河。然而我们还没有抵达他的发现及其应用的尽头。四十年甚至更久以后，我们再来看还有什么会被完全证实出来。

无意识的家族良知或群体良知——也被称为"集体良知"——并

非在个人层面运转。与我之前已经描述过的个人良知相反，它并不是将个体捆绑在某个规则上，而是在某个无意识层面将所有家族成员关联到一起——包括孩子、父母、父母的兄弟姐妹、（外）祖父母以及几代以前的直系祖先，还有所有让系统中其他人从他们的不利或损失中获利的人。此时家族良知的运作是隐藏起来的，并且优先于个人良知。它是一种覆盖所有人的良知。过强的个人良知让我们看不到家族良知。我们经常会因为遵循了个人良知而违反了这个影响所有人的家族良知。

以下是家族良知的需求：

1. 对所有成员均得到归属资格的需求

这里并非指某个单独的人，而是指一个群体有这种需求。在这个群体或系统中，家族良知的作用就像一个法庭，它考虑的是不失去任何一个成员或者不让任何一个成员被排除在外。这份良知会接受被驱逐的人以及被误解的、被遗忘的和已经过世的人——无论他们做了什么还是没做什么，它都一视同仁。家族良知不是评估价值的法庭，它超越了我们对善与恶的概念。它是一种覆盖所有人的良知，是贯彻拥有归属权利的生命基本法则。为了尝试重新建立已经失去的完整性，家族良知就让被排除在外的成员被另一位成员所代表，这样就有了纠缠与转移。

2. 对平衡的需求

从根本上来说，我们在对归属资格的需求中所描述的过程也来源于对平衡的需求。但是家族良知对被选中重建归属资格和平衡的后辈完全没有怜悯之心，它会毫不留情地为家族的需求而牺牲选中的后代。

3. 对序位的需求

这是指一种与个人良知完全不一样的对序位有需求的情况。按照家族良知的序位，那些先来者优先于后到者。因此父母优先于孩子，第一个出生的孩子优先于第二个出生的孩子，以此类推。只要违背了这个序位——比如当一个孩子掺和到父母的事件中，或者想为父母犯的错赎罪时——家族良知就会用失败来惩罚这种尝试。这种古老的平衡只关心先辈，不在乎后辈。所以家族良知并不认为后辈可以掺和到先辈的事情中。

就潜藏在无意识中的家族良知而言，我们是完全没有自由的，除非我们学会去理解它的法则。它在源头海灵格家族系统排列中无所遁形。我们可以看到一个人是如何在完全没有意识的情况下代表另一个人的，看到他如何把这些做法、愿望和感觉完全当成自己的。在源头海灵格家族系统排列中，被排除在外的人通过被人们所认可而被重新纳入家族或群体当中，同时案主可以从被排除之人的命运中解脱出来。通常，案主受到的影响如此之大，以至于解脱之后他不知道如何去过真正属于自己的人生。

我举一个一次又一次打动我的例子。这是一位案主通过信件告诉我的丈夫伯特的。

这位案主的曾祖母嫁给了一位年轻的农夫，并为他怀了孩子。这个男人在她怀孕期间就于12月31日去世了，年仅二十七岁——死于斑疹伤寒。但是大量事实表明，这位曾祖母在这段婚姻期间就与她后来的第二任丈夫有了关系，而第一任丈夫的死亡也与之有关——他甚至有被谋杀的嫌疑。

曾祖母于次年1月27日嫁给了她的第二任丈夫（案主的曾祖父）。这位曾祖父是遇难去世的，当时他的儿子二十七岁。又过了二十七年，曾祖父的一个孙子在同一个日子、以同样的方式遇难去世了；另一个孙子在二十七岁的时候失踪了。

案主曾祖父的一个曾孙子正好在曾祖母第一任丈夫死后一百年，也刚好是他自己二十七岁那年的12月31日——与曾祖母第一任丈夫死时同样的年纪、同样的日期——完全精神失常了，并于次年1月27日——曾祖母与第二任丈夫的结婚纪念日——自缢了。他的妻子这时候怀孕了，如同曾祖母在她第一任丈夫死时的情况一样。

自缢男人的儿子，也就是案主的侄子，在写这封信前的一个月刚满二十七岁。我的案主当时有一种不好的感觉：可能会有什么事发生在这个侄子身上，而且他父亲死亡那天，也就是1月27日，可能对他来说很危险。为了保护他，我的案主开车去找他，并带他去了他父亲的坟墓。之后他的母亲说，他在12月31日那天完全疯了，拿起左轮手枪摆弄起来，并且做好了自杀的准备，但被她和她第二任丈夫劝住了。这件事的发生，距曾祖母第一任丈夫死亡整整一百二十七年。这里还要说明的是，这些家族成员并不知晓曾祖母第一任丈夫的事。

这件糟糕的事很不幸地影响了第四代和第五代。

但是这段故事还在继续。又过了几个月，案主带着极端的恐慌来找我的丈夫伯特，因为现在他自己有自杀的危险，并且再也无法抵抗自杀的想法。伯特对他说，他应该想象自己站在曾祖母的第一任丈夫面前，注视他，对着他深深鞠躬，并对他说，"我向你致敬。在我的心里你有一个位置。如果我留下，请祝福我"。

然后我的丈夫伯特让他对曾祖母和曾祖父说，"无论你们有什么过错，我都把它留给你们。我只是个孩子"。

接下来，伯特让他想象：他小心地将自己的头从一根悬挂的绳套中缩回来，慢慢后退，并允许它就挂在那里。他照着做了。然后他觉得轻松了一些，并放下了自杀的想法。从此以后，曾祖母的第一任丈夫对他来说就是一位保护他的朋友。

自然科学的变革

现在我们回到量子物理学：对物质核心的研究让我们看到了一个多层次的、动态的、神秘的真相。重要的是，它和我们所感知的完全不同。在日常生活当中，我们说的物质通常是质地坚硬的东西，是固态的——这对我们来说非常重要。当我们说到物质的时候，我们几乎都是在指固态的物质，而不是液态的。通过物质，我们关联到的是我们能够抓住、能够握在拳头里并切实拥有的东西。如果我获得了某个物质，那么我就拥有了它，而且没有人能够同时和我一起拥有它。如此一来，物质就将我和你区别开来。能抓得住的东西让我们有了安全感——当我们失去平衡的时候，总会尝试先紧紧抓住随便哪个地方——我们需要这种安全感来迈出下一步。

然而量子物理学掀起的革命性的自然科学变革将我们引入了未知的领域。这里没有可以牢牢抓住的地方；可能性和概率代替了确定性。还有很多问题仍然悬而未决——并非因为我们至今没有找到答案，而是因为根本不存在答案。根本性限制在这里又出现了：并非所有的一切都是可知的。

"并非所有的一切都是可知的"，这一认知对很多科学家来说难以接受。他们甚至声称不能把它称为科学。因为科学关联的是能抓得住摸得着的、能够客体化的东西，科学中的真相与客体化有关。也就是说，对很多科学家而言我必须先把某个东西物化，并将它与我自己分开，然后才能开始谈科学，也就是数字和公式。

但是如果事物是不可知、摸不着、无法客观化的，那么我们要怎么表达"知道"呢？如果没有物质存在——任何物质都没有——只有某种关系结构存在，我们还能把以"没有基础"作为基础的东西叫作科学吗？如果我们不能先说甲再说乙，我们又怎么想象出关系呢？我们必须先以某个摸得着的东西作为开始，然后再构建关系结构。现代物理学否定了这一点，并认为关系结构从一开始就存在，而且不需要先确定甲和乙是什么、两者有什么关联。

宗教哲学家马丁·布伯（Martin Buber）提出"关系是最先出现的"。如今微观物理学领域的科学证明他是对的。这些新的发现展示出一个由关系、由没有物质载体的信息组成的内在真相。

三个世纪以来，我们在医学上一直不能摆脱基于笛卡尔和牛顿甚至达尔文的研究工作的思维方式。因此我们认为自己的身体是一台机器，装满了配有按钮和操纵杆的器官，我们只要做调节就行了。从牛顿物理学推导出的医学将身体视为一部生理设备。如果某个部分无法正常工作，这台生理机器就产生了一个机械故障。然而自从量子物理学认知出现以后，这种观点再也立不住脚了。不过器官和身体部位确实像机器一样可以被替换。

量子物理学表明有一种看不见的能量存在，它在医学中没有被纳入考虑，也从未被提及。它证实了我们对物质的感知是一种错觉。完全不存在任何物质的东西——存在的只有能量。我们可以把最小的粒子当作波、当作能量的振动来理解。这就让一些概念发生了转变：之前被视为坚固、永恒的，现在都变成了不断移动、不断变化、不断更新的；而医学界定义的"绝症"也变成了可以治愈的。

很久以前，我们就用"精神"这个词来形容看不见且不断移动的力量，它影响着物质的世界。量子物理学带我们回到那个将看不见的力量视为控制一切的主要力量的时代，而当今的医学却忽视了这种力量。这些主要的力量包括精神和意识，换句话说就是思想。精神这股不可见的力量不仅影响着我们的身体，也影响着我们与让我们存活的、使一切成为一个整体的世界之间的关系。

Chap.
Twenty

第二十章

我们所有人都
彼此联结在一起

为什么飞机会飞？某些物理状态相互作用，能够让数吨重的钢铁如羽毛一样升上天空，原因和效果都事先计算好了。这套理论是掌控我们这个世界的特定法则，是传统物理学的一套基本原理。我们能够利用它们根据逻辑标准对自然进行解释。但是这套原理并不适用于所有情形。

大约一百年前的一个简单的光物理实验就向我们表明，这种逻辑并非适用于所有地方。在最小层面的世界里，掌控一切的是那些看起来奇怪、荒谬的法则，它们却引出了关于大自然的一套全新的基本理论：量子理论。这套光物理实验展示出这门新物理学中所有的重要元素，它被称为双缝实验。它的结构很简单，由一个光源将光子发射到对面的一台探测器上，中间推进一道隔墙，墙上有两道可以分别单独打开或者闭合的缝。

这个简单的技术结构向我们揭开了什么样的秘密呢？简简单单的光发射已经展示出一个特别的现象。如果一个光子一个光子地发射，每个光子都会独自落在探测屏的不同位置上。尽管发射的方式都一样，而且设备或者其他条件也没有什么不同，但是每个光子还是会落在不一样的位置。在相同的物理条件下，光粒子的行为却是不同的。想要预测每一个光子的落处简直是不可能的——这显然是随机的。或者，也许不是？

如果对光子的路径进行引导，将隔墙放置在屏幕前，或许能够帮助我们更好地理解光子的行为。

如果闭合一道缝隙，从另一道缝隙中穿过的粒子同样不会落在同一个位置，而是散布在屏幕上一个狭窄的区域内。更换缝隙也是如此，比如只向右侧而不向左侧。

人们会在逻辑上认为，如果两道缝隙同时打开，就会产生两个这样分布的图案。但是同时打开的结果令人大吃一惊：光子的分布与预测的完全不同。在人们本以为光子会落下的一些位置，它们却突然避开了；在另一些位置，它们反而聚集在一起并呈现出一种清晰的图案。如果我们去数光子落点的数量，并以图解的方式绘制出它们的分布，就会得到一个根据光子数增加而变化的图表。令人惊讶的是，它会让人联想到一个波。

但是由单独落在屏幕上的颗粒——也就是光子——组成的光怎么会做出与波相同的行为呢？究竟要如何理解波呢？物理学中对波的定义与日常用语中的意义不同。量子物理学中波的意义并不是我们想象中物质化的水波。它更多地代表一种物理过程的数学描述。虽然无法准确预测每个光子的行为，但是波提供了它们落在屏幕上某个位置的概率。亮的位置概率更大，暗的位置概率更小。这有什么意义呢？到目前为止我们还不知道。

连光子自己都不知道当它抵达探测器的时候会落在哪里。那这一切都只是随机的吗？我们是不是因此发现了随机在大自然中所扮演的又一个神秘角色，而它与我们总是在随机事件中寻找原因的日常逻辑正好相反呢？对于这一点，我来举个例子：两个友人在公交车站偶遇了。其中一位想坐公交车去看望他的母亲；另一位因为汽车的汽油用光了而在距车站一百米远的地方抛锚了，所以要改乘公交车去最近的加油站给储油罐装满汽油，再回到他的汽车那里。

我们无法通过这种方式在量子的世界里去解释为什么光子的落点是随机的。每一个过程都必然有它的原因，但在这里并不适用——这是我们到今天为止所能理解的。而且它揭示了两个法则：一个是随机法则，另一个是波法则。双缝实验的横空出世成为物理史上最重要的实验之一，因为它揭开了大自然最小组成部分行为方式的全新规律——让我们摸不着头脑的规律。

叠加

如果标出所有光子可能的落点就会得到一个图表，它清晰地体现出光在扩散时的行为。而这看起来并不是随机的。双缝实验提供的可能性是，光要么从左侧缝隙通过，要么从右侧缝隙穿过。然后，它们的概率落点会分散开来，在探测屏上形成干涉图样。这种概率波同时通过两条缝隙所产生的效应在物理学上得出了一个新的概念：叠加。它描述的是，由不同可能性进行特殊叠合时存在的物理系统。

但是，一个单独的光子真的能够通过两个缝隙吗？这个疑问通过测量得到了解答。通过测量，光子得到了一个具体的位置——但这只限于"通过测量"。在进行测量前，光子没有任何固定值。我们只有在测量的那一刻才能确定位光子的置——而且还是随机的，它也有可能在所有可能的落点之外挑选另一个地方。观察对象的落点在测量之前是不确定的，这在物理学上也是一个新发现。

为什么会这样？光子不但承载着落点的信息，还携带着自己运动的信息，也就是通过正弦波表示的光子脉冲。不同的光子脉冲是通过不同的波长进行表达的。从这些实验中得出的结果是，最小物质粒子的行为取决于它们是否被观察。

在排列工作中，观察是最重要的元素之一。换句话说，在一场排列中聚精会神地观察的人越多，系统中完全未知的东西就越有可能从系统中——也就是从叠加中——浮现出来。尤其是当工作坊的主导者本身就是一位超级观察者的时候，我们甚至能够观察到，被指定代表某位人物的代表会在排列期间慢慢转变为代表另一个人。此时排列会再次被导向完全不同的维度，进入某个我们之前既不知道也无法想象的维度之中。

令这种排列得以进行的信息流是多维度的，它让所有参与者和观看者都目瞪口呆。在这样一场排列之后为所有人提供的静心可以被称为星际旅行。这是根据反馈得出的结论。在场的众人在座位上全神贯注，几乎无法呼吸，清醒异常。尽管通知暂时休息，然而90%的与会者都没有离开座位。这种类型的排列所获得的反馈是前所未有的，让我们无比震惊。但它既不能预约时间，也不能预约内容，更不要说故意制造了。它同样取决于观察。

这种类型的排列既不能预见也无法计划。但是所有在场的人都会在心灵最深处受到触动。从此以后，他们都不再是原来的他们。每个人都感受得到，明显有另外一股力量在这里进行引导。我们有没有可能阻挡住强烈的期待和意图，而只聚焦于案主所提出的事件上？除了信息外，代表们有没有可能还受控于某种移动的冲动？来自信息场或者量子场的不同冲动有没有可能同时启动不同的移动，即在数个空间、数个场域同时进行？我记得之前在新西伯利亚、伊尔库茨克、巴西圣保罗、中国台湾，以及最近在中国其他城市都出现过这种排列。

这是排列工作划时代的闪耀时刻。对我来说，当时的每一句话和每一个移动直到今天仍然历历在目，如同它们刚刚结束一般。这些排列改变了我最深的"如是（being）"，而且它没有转瞬即逝，而是一直持续到今天。可以说，我们透过一条缝隙窥见了其他维度。

所有这一切让我们对实相的看法产生了质疑，因为按照我们的想法，世界应该是完全独立于我们而存在的。为什么我们在日常生活中对此没有任何感觉呢？爱因斯坦也问出了同样的问题，他强烈反对量子理论中对概率的阐释，为了说明它是荒谬的，他反问道："如果没有人看见月亮，难道月亮就不存在了吗？"然而爱因斯坦错了。在使用富勒烯（正常物质）进行的实验中，只有在真空室（没有空气的空间）内进行的实验才会产生波形图案。在正常的环境中，粒子与和自己大小相似的空气分子相互作用，因此它们不断地被测量，最终不再出现波形图案。这就是为什么我们在日常生活中会毫无察觉。

可以说，正是因为它们不断被测量着，我们才什么都没有感觉到。它们与空气分子或光子以任何形式相撞都会产生一次相互作用，这便会触发一次测量过程。每一道存在于自然界的射线同样在测量，也包括我们肉眼看不见的射线，比如红外线。然而我们会在无意识中感知它们，吸收它们。哪怕没人看见，月亮仍然存在。

既然量子理论对我们的世界没有任何作用，那么我们为什么不能干脆忽视它呢？量子理论是大自然的基本理论之一。它解释了物质的稳定性，解释了基本粒子如何结合成原子以及原子如何结合成固体、液体和气体。它建立了现代电子学基础，解释了物质在电场或磁场影响下的行为。它揭示了光产生的奥秘。通过它，人们才明白太阳为什么会发光。而且量子理论还吸引我们去学习掌握地球上各种事物的发展进程。

纠缠

　　迄今为止，还没有任何一个物理实验能令人对量子理论的有效性产生怀疑。同时，双缝实验让我们离大自然本质的真理更近了一步。量子物理中最惊人的现象就是纠缠。纠缠的意思是两个粒子彼此关联，尽管它们在空间上是各自独立的。纠缠在人身上又会引起什么样的行为呢？它在伴侣关系、性关系、亲子关系、上下级关系以及同事关系中是什么样的，在师生关系中，在朋友关系中又是什么样的呢？这与双缝实验中的现象是一样的。看上去，光子似乎落在了探测屏上一个无法预测的位置。光子自己在落上去之前都对这个落点一无所知。谁知道呢——或许它们其实知道？只不过我们无法对此进行探查。光子的极化也是如此吗？它的数值都是在测量的一瞬间确定的。令人惊讶的是，当两个滤镜以相同的方式对准光子时，光子的行为总是相同的：它们要么都经过滤镜，要么都不经过。它们用某种神秘的方式彼此联结，密不可分。

　　那么纠缠中的一个光子是如何得知另一个光子的行为的呢？有没有可能是粒子之间用某种方式彼此沟通？是不是一个光子将通过滤镜的信息发送给另一个光子，后者就会做出相同的行为？光子们是否通过滤镜的决定是同时发生的。这就意味着光子间的信息交换速度必须快到不消耗任何时间，这就需要达到一个无限快的速度。但这又与相对论相矛盾——相对论认为，最快的信号速度就是光速，信息本身的传输是无法快于光速的。即使从第一个光子到第二个光子的距离短到只需要十亿分之一秒，它还是需要时间来进行信息交换。这样一来我们就排除了"信息交换"，因为两个光子的决定是同步的。

另一个可能的解释是，两个光子在晶体中生成时具有相同的特性。这就意味着它们在生成的那一刻就具有相同的特性，它们如同同卵双生子，具有一模一样的基因。但是这种解释也有问题：基因在光子中不存在，光子也不是双胞胎。那么正确的解释到底是什么？迄今为止，对纠缠现象的唯一结论性解释就是：看起来各自独立的两个光子根本不是独立的，事实上，它们组成了一个整体。因此，由两个或多个粒子产生的量子系统一直保持着整体状态，哪怕粒子彼此之间距离很远，甚至相隔几光年。这一看法从根本上改变了空间以及空间上独立的观念。它表明，量子力学现象不仅仅停留在大自然最微小的层面上，也能够作用于我们日常生活中的宏观层面。基于这个因素，我们必须在父母与孩子之间的关系上得出新结论。

系统中的纠缠

源头海灵格家族系统排列展现出所有的家族成员是如何相互联结的。他们以某种形式彼此纠缠，而且跨越世世代代。这种纠缠既不受时间的限制，也不受空间的制约。因此，一场家族系统排列会影响到所有被代表的人，他们在排列所在的空间里被人们聚精会神地专心观察——无论他们身处同一个房间还是位于不同的大陆，也无论他们是否说着相同的语言。在量子信息场中，语言是相通的。在排列的同时，与排列中的事件相关的真实人物也会受到影响和触动——无论他们身处现场还是在万里之外。这意味着，排列在这些科学发现出现之前，就早已经开始使用这些无法解释的现象了。也就是说家族系统排列远远领先于传统科学。

科学对于这一点进行了很多实验——比如在母亲与孩子的领域中：在分娩后不久将两者分开，母亲被带到同一楼层的最远端，距离孩子五十米。人们通过隐藏的摄像头对母亲和孩子进行观察。结果是这样的：孩子一睁开眼睛，母亲就开始感到不安；当孩子开始哭泣时，母亲的不安就到达了顶点。这一实验被重复了二十次，结果都是相同的。就好像母亲和孩子之间并不存在任何距离一样。

　　然而这个实验还有更有意思的地方：孩子留在欧洲，而母亲前往澳大利亚，并进入一个完全不会被射线穿透的法拉第笼中。可结果还是一样。科学上无法解释这种现象。

　　在家族系统排列中我们也能观察到类似的现象。代表们在排列过程中会和自己所代表的人物有同样的感受和行为。然而他们并不认识这些人物，也没有听说过他们的事情。有时候，代表们甚至会用这些人物的声音说话，或者出现这些人物所具有的症状。

　　这些现象是无法用常规的观念去解释的。最合适的解释是——正如伯特一直不断解释的——"灵性场域"的概念。鲁珀特·谢尔德雷克将之称为形态发生场或形态场。就像之前已经描述过的，在这个场域中，一个家族或群体之前的事件及与之相关的感觉都被储存在一个共同的记忆当中。我们想要获得并且理解的这些现象，在科学上仍然无法得到解释，却在排列中一次又一次地发生。除此之外，我们在排列中还得到了一些结果，我们可以称之为幻象工作，它们伟大却又无法解释。

　　一条已经被截掉的腿或者手臂会出现怎样的表现？在已经不存在的腿或手臂的场域内，会产生疼痛。只要腿或手臂作为身体的一部分存在过一次，就会永远存在。

　　群体或者家族也拥有一个共同的良知。它规定了每一个成员如何归属于灵性场域、归属于他的家族。在排列中，代表们进入这个场域当中——他们进入某个东西，而这个东西把他们与不在场的人联结在一起，且在一定程度上以某种方式永远存在。这不仅仅是停留在外在或者浮于表面的，而是到了一个境界中。在这个境界里，他们可以体验到一股对他们所有人统一进行控制的力量。伯特和我把它称为"伟大的灵魂"或者"无法解释却包含一切的伟大灵魂"——至少到今天为止仍然无法解释。

就连带领整场排列的人也在这股力量的掌控之下。然后排列师会对排列中呈现出的一切感到惊讶。比如，至今一直被隐藏的与其他家族成员之间的关系浮出水面。

举个例子：一对父母告诉我，他们晚上睡觉时无法让五岁的儿子从他们的床上下来，躺回他自己的床上去。能试的方法他们都试了，然而不成功。他们把他放在他自己的床上不过十分钟，他就会带着他的布偶和小枕头睡眼惺忪地爬上父母的床。在一场排列之后，情况有所改变：当天晚上，孩子再次爬上父母的床，但是他在十五分钟之后就自愿回到自己的床上去了。从此以后他再也没上过父母的床。这里要指出的是，这个男孩并不在排列现场。

家族系统排列不仅揭开过去到现在一直隐藏的部分，也揭示出未来。因此案主必须抱有敞开的态度才能联结到更大的存有；要有意识地将过去放下，并向着新的事物敞开——哪怕开始的时候会有一些恐惧。这需要特别的力量，而这股力量的源泉首先是与父母和祖先的联结，这是一种量子联结，也是纠缠。

我在此举一个排列为例：

一位四十多岁的女士一直很难与她的母亲相处。她们两人从十五年前起就不再交谈了。做完排列的第二天，这位女士说她的电话在凌晨一点半响了起来。当她听到电话另一端母亲的声音时，她吓坏了，因为她以为发生了什么非常可怕的事情。然而并不是她所想的那样，相反，她的母亲问她想不想下个星期回家参加一个家庭聚会。母亲住的地方离她有四百五十千米。她母亲此时说话的方式就好像自己和女儿一直以来都有联系一样，就好像她们刚刚还交谈过一般。她对于女儿在过去的十五年中都做了些什么一句都没有过问。

后来这位女士跟我讲，在家庭聚会期间，她的家人同样没有对这十五年的分离提起哪怕一个字，就好像这些年什么事都没有发生过，而她一直和他们所有人亲密无间地一起生活一样。

一次祷告、一次静心冥想、充满爱的感恩之心以及欣赏之意是如何对在同一个房间里或者在天涯另一端的我们所爱之人施加疗愈的呢？答案是：其实，我们通过一个共同的场域和纠缠的现象彼此深深地联结在一起。纠缠在物理学概念上的意思是：一旦有什么东西在情感上一下子合一了，或者作为整体开始了，哪怕从肉体上来看相隔数千米或数个光年，它们彼此也会在宇宙中的能量和信息层面联结在一起，永远密不可分。这与生还是死、分居还是共同生活都完全无关。这一发现远远超出了科学迄今为止所认识到的东西。

整体

它为什么如此重要？如果我们在时间中回溯得足够久远，就会找到那么一个时间点——那时你、我和地球彼此联结在一起。尽管之后发生了粒子在物质层面的分离，但所有这些在能量层面上仍然联结在一起。我们是并且一直是宇宙和这片大地的一部分，我们每个人都是所有一切的一部分，也是彼此的一部分。这就赋予你我一种方式，让我们能够感受并且疗愈我们的身体和我们爱的能力——科学刚刚开始明白这种方式。一个念头、一个感觉都能给我们带来小小的洞见，它们是没有限制的，而且它们所拥有的能量和力量并不亚于物质本身。

在这里，我想就我的丈夫伯特谈一谈：他从来没有加入过任何组织，总是独立坚定地走在他自己的道路上。当然，他为此受过很多打击。但是就如我们所知道的，打击是个人成长的资本。他已经付出了这么多，退居二线也是理所应当的。关于我，我可以说，没有人对我所说的话能比他更多，没有人对我的付出能比他更多。他永远站在我这一边，永远在我心里。伯特信任我，这对于我来说、对于这个工作来说是个良好的基础。

幸运的是时间不会停驻，一切都在继续。我们现在生活在一个新的时代，伯特在三四十年前发现的东西如今已经得到了科学的证明。以前，人们可以相信或者不相信一场排列的结果。一直到目前为止，科学上只有可以被重复验证的东西才算数，而且只有当重复的验证能够得出一模一样的结果时才算数。但是就算是科学也可以在很多事例中学到更好的东西。哪怕我在排列中无法精准重复同样的结果，人们的能量也经常会引导着我们大跨越式地回到过去或进入未来。在几十年后的今天，我们仍然重演着当时所发生的、当时的人们所经历的情形。我们在家族系统排列中也进行着试验，而且我们已经在体验着时间的消融。这就是说，一切都发生在此时、此地。

迄今为止，世界上几乎没有能够与家族系统排列比肩或者超越它的东西。对我来说一直有一个很特别的现象：如今的孩子们能立刻抓住并理解家族系统排列的动力；相比之下，年长的人却觉得很困难。事实上，一群新的人类正在茁壮成长。这个群体中的成员明显有着不一样的联结，他们拥有另一种维度，而且无所畏惧。

生命的学校

我们学习数学、物理、化学、阅读、写作以及自然科学、边缘科学与灵性科学等。可以学习的领域有很多，但是生命中最重要的东西没有任何指导存在。我要怎样成为父亲或母亲，我怎么能够以最佳的方式完成这个使命，造福所有人？海灵格学校填补了这个空白，它提供了能让世世代代的人都获益的东西。它是一所爱的学校，向我们介绍生命的秩序——它是一所生命的学校。现今，在其他任何地方都找不到这样一所学校。

生命的学校，顾名思义，其实应该从生命的起点就开始。我说的是哪个起点呢？每一个人的身体里都存在着一种天然的渴望，这份渴望来自生命的传承。而这一切都与性有关。当两个人彼此遇见时，这种渴望就会呈现出它的明显性——两个人会感受到彼此的吸引——人们称之为兴趣、追求和爱。通常，它的结果就是一个孩子。有时候孩子是两个人都想要的，有时候不是。所有人都以为这些年轻的父母会正确地做所有该做的事。生命的学校最迟在性成熟期后，或者当两人有了孩子之后就应该出场了。在宇宙中，重要的一点是生出一个孩子。关于这一点，年轻的父母们做得很好。之后的事情对于宇宙来说明显不那么重要了，但是对于个人来说却很重要。人生中后来出现的很多创伤与痛苦，它们的源头通常都能回溯到很久之前，甚至几百年。没有人知道该怎么办。我们的观念、担忧和恐惧通常会受到过去的控制，它们通常离当下非常遥远，根植于过去或者未来。在科学上已经有过证明，在一个家族中、企业中、民族中或者文化中，十年、二十年、一百年甚至两百年前发生的事情会不断重复发生——更确切地说是必然会重复发生，而且是在相关系统中不同的人身上发生。

　　还有一个重要的着眼点是每个孩子都有一个原始的模板：他的父母。拒绝或否定父母的人在人生中——即使他已经走在成功的道路上——会犯严重的错误，进行自我破坏，最后因此栽倒。他会系统性地破坏自己的成功。但是这也有好的一面，因为这样的绊脚石会让人学会再次用双脚着陆，会让人变得谦恭、知足、通人性，也许还会心存感恩。毕竟成功并不等于蜕变。

自己的创造者

我们来看看一个人基本的生理条件。从根本上来说，所有人在这一点上都是一样的。相对地，在一个人的一生中导致艰难或成功的，是他的思想、感觉和行为。有些人把成功称为幸运，有些人把它称为恩赐或能量。

在每场家族系统排列中，信息场都会打开。科学上发现了电子观察现象。发生在源头海灵格家族系统排列当中的正是同一种现象。因此我们也可以说：观察一场排列的人数越多越好。当眼睛将注意力的能量发送出去的时候，量子场域的法则就开始运作了。我来给大家打个比方：如果透过电子显微镜来看，本来根本看不到的原子就会出现。然后它们又会隐入某个地方，隐入虚无。但是现在这些原子因为被看见过而被永久保存下来了。

如果我们仔细观察一场排列，就会有一个看起来好像是突然从虚无中出现的信息旋涡，它通过一种感觉或者一个移动被表达出来。这个时候观察者与情境或者问题所根植的场域产生了共振。在这里被看见以及被经历的一切都再也无法隐入虚无。它会永远存在下去，再也不能隐匿到它之前所在的地方，也就是回到无人看见也无人知晓的状态。所有这些在科学上都已经被验证过数百次。在一场排列中，在场的每一个人——无论他站在台上还是坐在第十排——他的身上都会有一些东西移动起来。不过前提是，他当时完全清醒并且临在于当下。在物理学中，我们把这种现象称为量子跃迁。我把这个名称也沿用到排列中，我们也可以把它叫作共振法则。

　　量子跃迁通常用来表示某个非常大的东西。实际上，它是能够存在的最小运动单位，然而它能触发某个巨大的效果。也就是说，一个原子可以被看见，然后又不见了，但是在被看见之后一切都与之前完全不一样了。为什么？因为它被保存了下来并将继续存在下去。情境将自己凝固在一种状态当中，让被看见的得以继续存在。这就是被爱因斯坦称为"幽灵般的超距作用"发挥作用的地方。他用这个说法描述的是一个让他内心不安的现象——量子纠缠。

　　对于人类和人类的生命而言，这就意味着所有曾经与某个人有过一次紧密联结的东西——无论是好是坏，无论是看向眼睛深处的一瞥，还是一种强烈的感觉，或是一个性感的动作——都不可能再消融或者脱离，不再能与这个人分割开来。伯特怎么会在这么早以前就发现这一点了呢？

　　一旦两个粒子产生了强力的联结，它们就会彼此纠缠在一起。从这一刻开始，它们之间就存在着一种联结，无论它们彼此相距多远。通过这种联结，两个粒子能够在无意识层面进行信息交换，或者能够感受对方现在正处于什么样的状态，也就是一种幽灵般的超距作用。它们就好像被一只幽灵之手移动，而且没有任何时间延迟。也就是说，它们同时发生移动。爱因斯坦一辈子都不相信这种超距作用的存在。但是之后一代又一代研究人员能够获得更好的知识——使用精巧的激光实验证明光量子的纠缠。

家族系统排列就与这种幽灵般的超距作用有关。比如，在一场排列中，一个孩子身上发生了移动，那么这个孩子的亲生母亲即使远在千里之外并在排列中只是被某位代表所代表，也能感受到她孩子的移动。这一点我们之前已经详细解释过了。但是它的前提是孩子确确实实做出了明显的内在移动，并且把它付诸行动。身在另一片大陆的母亲会根据这个内在移动的剧烈程度，产生相应的反应。也就是说，有一些必须永远处于运动中的与我们联结的场域与信息存在。那么我们在这里又一次涉及了之前已经描述过的形态发生场。重要的是，每一个人、每一个存在都至少属于一个场域。

让我们看一看与这一点相关的一个排列。

"找到真正的父亲"

索菲·海灵格（对案主）：你的议题是什么？

案主：是我的怒火（强烈的愤怒）和我的怒气。

索菲·海灵格：选择一个人代表你的怒火，再选一个人代表你的怒气。

案主选出了一位男士和一位女士。

索菲·海灵格：你愿意在排列中担起你自己的角色，还是想给自己选一位代表呢？

案主：我可以自己试一下。

索菲·海灵格：先坐在这儿别动。这位男人代表的是怒火，这位女人代表的是怒气。

代表怒气的女士站在代表怒火的男士身边。怒火的代表看向案主的眼睛。没过多久，他就跪了下来，面部朝下趴在地上。案主开始摇晃起来。

索菲·海灵格：闭上眼睛，在你的内在感受一下。当你看到这个场景时，你几岁？

案主：就是现在这个年纪。

索菲·海灵格：不，不是。继续往回，直到你能触碰到你内心深处的情绪，然后你再去感受一下你的年龄。

案主：四岁。

索菲·海灵格：你四岁的时候发生过什么事？

案主：我真的没感觉有什么事，只是我四岁的时候很爱发火。

索菲·海灵格：这又是思考出来的东西。用你的内在去感受，怒气怎么了？怒气发生的时候你感觉你是几岁？

怒火的代表再次起身。他保持四肢着地的姿势并看向怒气的代表的眼睛；而她则回避他的目光。怒气的代表向后退去，站到一边。

案主：我还要继续闭着眼睛吗？

索菲·海灵格：我还是给你选择一位代表为好。

一位男士代表案主进入排列，这时开始产生了一些移动。怒火的代表看向站在自己身边的案主代表，他再一次与怒气的女代表视线相接，并慢慢靠近她。怒气的女代表依然站在怒火的代表的身后，隐入背景中。怒火的代表和案主的代表面对面站着。

索菲·海灵格：代表他人进入排列的人也可能会在排列期间更换身份，转而代表另一个人。这就是排列师的艺术，他能够辨别出一位代表什么时候变成了另一个看起来比之前所代表的人物优先级更高的人。

站在案主代表对面的怒火的代表右手握成了拳头，然后又马上颤抖着将其张开。"案主"和"怒火"慢慢靠近彼此。怒气的代表跟随着怒火的代表，并去拉案主代表的手。而案主的代表面部表情充满了愤怒，头略微低着走向怒火的代表。他击中怒火的代表的胸膛，后者躲闪着后退了一步。然后，案主的代表用右臂挥向怒火的代表的衣领处，左手按在他的胸膛上。站在对面的怒气的代表尝试着把他推回去，并想要帮他镇定下来，她将手放在他的脸上。受到攻击的怒火的代表用他的手臂环住案主代表的腰。所有人都紧张地看着他。

索菲·海灵格：你的母亲和你父亲在一起之前，是不是还有一个男人？

案主：我不知道。

索菲·海灵格：很明显，你的母亲和父亲之间有一些问题。

案主：对！在关系上。

案主的代表开始站立不稳，被怒火的代表支撑着，他转身面对怒气的代表。然后，他无力地滑向地面，但被怒火的代表扶住了。而怒火的代表自己跪在一把椅子前，他的上半身倒在椅子上。他啜泣着，颤抖着。案主的代表同样跪了下来，抚摸着怒火代表的头。索菲·海灵格将另一位男士加进排列中，让他站在稍微远一点儿的地方。突然之间，所有人都看向他。

索菲·海灵格（对所有人）：这里显然发生过什么事。之前我曾问过他，四岁的感觉是从哪里来的，他回答说，从母亲的腹中。新进入排列的这个男人显然和母亲的爱没有什么关系。

这个男人完全与这群人脱节了，他离得远远的，站在一边。怒火的代表这时将一只颤抖的手放在案主代表的手中。而新加入的男人用手指着他的心脏。

索菲·海灵格（对刚加入排列的男人）：他被触动了！你现在要杀死你自己吗？

索菲·海灵格（对所有人）：他将某个东西压在他的心脏上。很明显，母亲与另外一个男人有一段爱情。

这个男人从案主的视线中消失了。

案主：对我来说这样可以。

索菲·海灵格（对案主）：多亏了他，你还能活着。

案主：我尝试着去控制它！我的母亲已经这样做了。

索菲·海灵格：你不需去控制它！

索菲·海灵格（指着怒气的代表，对案主）：看着你的母亲，对她说，"谢谢你没有杀死我"。

案主：谢谢你没有杀死我！

索菲·海灵格：说"谢谢你挺住了"。

案主：谢谢你挺住了！

案主开始微笑，怒火的代表现在也对着他微笑。

索菲·海灵格：说，"我终于看见我的父亲了"。

案主：我终于看见我的父亲了！

索菲·海灵格指着案主的代表。他这时非常激动地转向他真正的父亲——怒火的代表。"父亲"还跪在椅子前方的地面上，颤抖地哭泣着。他抚摸着"父亲"的肩膀和头，并且亲吻他。

索菲·海灵格：对他说，"亲爱的爸爸！所有人都已经付出了高昂的代价"。

案主（坐下来）：这已经解释通了很多事情！七十五年了，我现在才能够理解所有这一切。

索菲·海灵格：说，"亲爱的爸爸，我太想你了"。

案主：亲爱的爸爸，我太想你。

索菲·海灵格（对所有人）：真正的父亲在哭泣，他完全地绝望，不知所措。

索菲·海灵格（对案主）：对他说，"我终于找到你了，爸爸"。

案主：我终于找到你了，爸爸！

怒火的代表，也就是案主亲生父亲的代表，慢慢起身去拉怒气代表的双手——她现在已经变成了案主母亲的代表。索菲将案主排列进去。案主微笑着，抚摸着"父亲"的手臂。没过一会儿，怒火的代表，也就是案主亲生父亲的代表，转向现在躲在后面的男人，怒气冲冲地看向男人的方向。而男人继续后退，与这边这群人拉开一些距离。

索菲·海灵格（看向幕布旁男人的方向，对案主）：所有人都已经付出了高昂的代价。他也一样！他从来没有被爱过。但是他之前也看着你，他就在那里。你的母亲没有爱过他，但是他作为她的丈夫仍爱着她。

索菲·海灵格（对母亲丈夫的代表）：对他说，"她是我的妻子"。

母亲丈夫的代表：她是我的妻子。

　　所有的目光都对准了隐在背景中的男人。索菲·海灵格示意案主向他走去。母亲丈夫的代表将案主拥入怀里。索菲·海灵格走向他们。

　　索菲·海灵格（对案主）：对他说，"谢谢！你为我做了很多事"。

　　案主：谢谢！你为我做了很多事。你把生命给了我。

　　索菲·海灵格：不，那是他做的！

　　索菲·海灵格用手指着父亲代表的方向。父亲的代表这时候在椅子前跪着，用手臂撑着头靠在椅子上。他在哭泣。

　　索菲·海灵格（对案主）：他，母亲的丈夫，看着你并且照顾你，让你能够一直生存下来，而且他一直在你母亲身边支持她。

　　索菲·海灵格（用手指向父亲代表的方向）：你的生命是他给的。照顾你的是母亲的丈夫。不过你的父亲还是一直跪在那里。

　　案主再次回到亲生父亲代表的身边，先站在了他的后面。索菲·海灵格立刻跟过去，把案主移动到跪着的父亲代表的面前。

　　索菲·海灵格：现在你所站的地方不是你母亲的丈夫身边，而是他的身边！在你的亲生父亲身边！去感受他！

　　父亲的代表此时站了起来。

　　由"母亲""父亲"和案主组成的这群人现在团圆了，他们抚摸着彼此，对着彼此微笑，形成了一个幸福的整体。怒火和怒气现在是多余的了。真相、秘密都已经展现在面前，所有的一切终于可以归于安宁了。母亲丈夫的代表与他们保持着距离，站在另一侧。

索菲·海灵格（对参与者）：我想我们可以在此停止。感谢所有人！隐藏得最深的爱最终也会浮现出来。

代表们再次回到自己的座位上。索菲和案主留了下来。

索菲·海灵格（对案主）：爱经常会走一些不同寻常的路。我们的父母对于"什么样的伴侣对自己所爱的孩子才是最合适的"，通常都有着不一样的理解和想法。然后，他们的后代经常会活在那些（外）祖父母、父母以及被排斥在外的亲生父亲相互之间的感觉之中。祝福你一切都好，把你的母亲、你的亲生父亲还有那位一直看顾你的人都放在心里。父母彼此争吵，现在不再是你的事了。不管怎样，这个秘密现在已经真相大白，你可以在你的想象中让自己站在你父亲的左边！

案主：非常感谢！

索菲·海灵格（对所有人）：当一个孩子被硬推给母亲的新丈夫看顾，哪怕是在新丈夫同意的情况下，他还是会在灵魂中感觉到有股秘密存在，并且经常会无缘无故地做出一些异常行为。我们在这里看到的正是这种情况。一场排列会将很多秘密暴露出来。太阳底下，织得再细的布也能看得出线。

新物理学

我们无法捕捉新物理学的真相，它一直都是不断运动、变化多端的。它不是固定的，而是无时无刻不在发生着新的变化。而且我们永远不能从它任何一个单独的部分出发去理解它，而只能在更大的情境——所有一切与所有一切联结在一起——中去理解。这个真相无法被分解，因为它没有任何部分，它是一种能量整体、信息整体。

这就出现了一个语言方面的困难：在德语中，整体被定义为没有缺少任何部分的东西。然而它根本没有"部分"这个东西。所有的一切与所有的一切相联结，作为一个整体。我们只能在思想上进行这样一种区分。比如，我们可以通过去看不同的位置来描述一幅画，"这里是一只眼睛"，或者"看看从后面照过来的那束光线"。但是这并不是这幅画的某个部分，而只是我们所强调的某个方面。因为我们并没有对这幅画进行切割，也不是在解释它是由这些部分拼凑而成的。整幅画是一个表达。我们也可以这样去对待真相。

传统自然科学尝试通过将事实分解为各个单独的部分去解释。举一个例子：对一封情书进行分析，也就是把它分解为需要研究的几个部分。比如说纸张是由纤维素组成的，墨水是由某些颜料分子组成的。这样看来，它成就了很伟大的事情。这个例子很有指示性——这种研究确定的是事物最低层面的组成部分，对不同的程序而言，它很准确也很有帮助。然而科学家忽略了这封情书的实质：信息。它传递的信息是什么？是承认爱情，还是宣告爱情的结束？主要问题是：这种精确的研究对谁有帮助？

新物理学是不一样的。它的出发点是整体大于所有部分的总和。整体形成了饱满的生命力。我们也能分解人类的身体，确定它是一个由大约五十万亿个细胞组成的共同体，并在生理上通过皮肤把它们拢在一起。我们可以不以理解人类为目的，单纯去研究每一个单独的细胞。因为每个细胞都有它自己的意识、自己的新陈代谢、自己的免疫系统，甚至自己的记忆。我们能够获得数十万的具体细节，理论上我们也可以把它们重新组合在一起。然而这样一来，人就不能继续活着，不能继续被称为人了。我们把能够找到答案的东西摧毁了。生命力是什么？生命在被拆解的过程中消失了——它去了哪里？排列所展示出来的正是这个秘密。无论是通过隐匿，还是通过死亡，一切都不会消失，什么都不会丢失。

如果那充满生命力的就是整体，那么整体会有意义吗？它有没有一个目标？我们不仅是这个真相中的一部分，还是某个更大、更广的东西内嵌的一部分。"意义"意味着我们永远被深植于某个更大的存在之内。但是这种意义既无法测量，也无法用语言充分表达。不过，我们可以记住它。每一个人在生命中肯定都有一些美好的、让人感到幸福快乐的时刻。当沉浸在这种感觉中时，我们也许离如是

（being）的意义最近或者最远。也许正是出于这个原因，它才令人难以忘怀，至今留在我们的感觉当中。

或者曾经有一些极其艰难的时刻，让我们对自己产生了很多疑问——很有可能正是那些真正关键、真正"本质的"疑问。

一个公开的秘密

当量子物理学说试图恰当地描述出最终的真相时，它难免会出现语言匮乏。它在竭力寻找语言、图画以及比喻去形容最终无法言说的东西。我来举一个量子物理学上语言匮乏的例子：一个圆是什么颜色的？红色、蓝色、绿色？不，哪个都不是。无色？也不是。因为颜色对于一个圆来说没有任何意义。说到这里，有些人可能会反对："但是一个圆确实有颜色。"他们拿起一支蓝色圆珠笔，画了一个圆，道："圆确实是蓝色的。"没错。如果我们想绘制出一个圆，那么它就会有一个颜色。但是颜色来自圆珠笔，而不是圆本身。接下来，另一个人用一支红色的圆珠笔又画了一个圆，道："但是圆是红色的。"现在两个人开始争吵起来。这种争论就好比：一个人说上帝是这样的，而另一个人说上帝是那样的。

真相也是如此。当我们去谈论它时，话中肯定总是带着某个东西，以便将话中的意思解释清楚。但是关于它背后的东西，我们不得不闭口不言，因为我们根本没有任何语言去形容它。如果我们去看整体，去看那充满生命力的整体，我们就不能死盯着那些定义。它们对整体来说无关紧要。整体所具有的是完全不一样的特性。

源头海灵格家族系统排列的态度

源头海灵格家族系统排列要求对整体采取放任的态度——没有意图、没有同情、没有畏惧也没有爱。因此排列师不可以在"哎呀，我必须为你做点儿什么"的意义上进行工作。他不可有必须承担义务的感觉，而是应该越来越多、越来越深地允许某个不可名状的力量来进行引导。作为源头海灵格家族系统排列师，他不可让案主以及案主的要求和愿望对自己产生影响。为了得到案主所需要的结果，排列师必须在他的做法和态度上保持敞开，等待着、观察着，也就是采用现象学的做法和态度。

在源头海灵格家族系统排列中，排列师只问很少的问题。如果用激进一点儿的方法来表达就是："只允许说三句话，而且三句足够了。"有时甚至完全没必要说任何话。如果某位案主喋喋不休地想把他冗长的故事从头到尾念叨一遍，我会说："句子简短、精确，简明扼要，只说发生了什么事，只说家族中的事件，不要多说。"然后他可能就会开始说："我很想进一步发展自己。"然后我说："这是第一句话。现在你还剩两句话。"然后，真正重要的东西可能会出现在第三句话中。接下来我们一起往下进行。有时候也可能没有出现有用的东西，那就意味着这个时间不合适，或时间的量还不够。如果案主真的需要帮助，那么他是能够把他想要解决的事件讲述清楚的。

为了能够辨认出什么是真正重要的，排列师必须注意附着在案主所提到的一个词或者一个人上面的能量，比如说祖父。接下来我会从祖父开始，把他单独排列上去。我不需要知道整个家族史，因为场域自己知道，而且案主的肢体语言已经呈现出了一切。

我一般只从能量最强的一个人物开始一场排列，因为案主与代表会和某股更大的能量联结在一起，这股能量会一下子通过他们运作起来——前提是这些人必须保持聚精会神。只要不向他们提问题也不打断他们，这股更大的能量就会一直持续下去。排列师自己也要保持聚精会神，并且支撑着这个例子中祖父周围的空间。同时他要一直让注意力保持范围宽广，而不会聚焦在某一点上。他的注意力应是敞开的、深入的、灵活的。

这时候重要的是每一位代表——在他们对案主一无所知的情况下——完全将自己交托给内在的移动，让它从内到外地支配自己。他作为一个被另一股力量所占据的媒介，经历着被它引领的移动。当代表在经历被另一股力量移动的时候，系统中和代表身上真正发生的事会突然呈现出来。这通常会让人浑身起鸡皮疙瘩，单纯地惊奇不已。

排列师也聚精会神，将自己交托给这股力量和这个移动，不再询问感觉、期待和恐惧焦虑，只是聚精会神地观察。排列引导的方向并不是案主所预设的，也不是排列师出于服务案主的目的而设置好的目标。排列师更像是被某股更大的力量所支配的工具。他允许自己受到这股力量的引导，被它使用。对于排列师来说，每一场排列都是一次新的体验——没有重复。

进入整体的移动会一下子发生。排列从最初只有一个人，一步一步发展出一幅家族的景象，这幅景象是我们通过任何既往病史都无法体验到的。因为它并不存在于案主的意识当中。被隐藏的就这样浮出水面，而且它蕴含着冲击力和能量。这个例子说明的是如何通过克制，在较短的时间内取得很多进展。在整个过程中参与者往往闭口不言，因为案主、代表和排列师全都受到量子信息场的支配和引导。所有人共同形成一个网络，接收信号，也就是所谓的"在线"。它远远高于所有分离之上，将那些之前没有联结或被分离的人们聚在一起。这股力量是一股爱的力量，它让所有的分离消融。通常对我们来说列于首位的善恶之分、归属与排斥之分，在这种源头海灵格家族系统排列中都不再适用。

每个人都有自己的想法和知觉，引导着他们通往真相最核心的本质。因此，我们应该对自己无意识所知道的东西多给予一些信任。这对很多人来说太不确定，太不确切。但是正因为它不确切，所以它比那些我们确切知道的东西更加智慧。在这样的情形下排列会带来极大帮助。因为如果某个东西非常清晰明了，我们就得把它隔离开，这样才能够对它进行描述。这样一来它会失去它的语境，并使个人失去他的力量。而智慧与语境息息相关。

重要之处并不在于我如何能很好地把握住某个事物，而是我要认识到我是在什么样的地理风貌中生活。想要认识地理风貌，就一定要亲自踏上这片土地。单单一张地图，哪怕它再精确，也是不够的——我们还需要亲身体验，并通过情感和对话对这些体验进行交流。

我们能够相互理解是因为我们不是真相的哪个部分而是真相的体验者，我们背后有着共同的体验。对于这一点，神秘主义诗人安格鲁斯·西利修斯（Angelus Silesius）的座右铭总会出现在我的脑海里。多年来，我总是以这样一个前提、怀着这样一种态度、用这样的话作为我工作坊的开场白："你能够让自己袒露得越多，倾吐得越多，神就必让他的种子在你身上更加流动。"我总是一次又一次在自己身上感受到这种感觉。而且它至今仍然是我的座右铭之一。

人类首先是宇宙这个整体的参与者，从比较狭义的方面来说，也是他完全无法摆脱的家族系统的参与者。然而很多人的行为违反了既定的生命基本法则——"爱的序位"。

什么时候我才是完完全全的我？从我只对自己有，而对父母没有任何指责、任何怨恨、任何期待的那一刻开始。发生了什么都无关紧要。我确认并承认：当时的一切如其所是。如今，我能感受到的只有深深的感恩，而没有任何对立的情绪。也就是说，我能够让自己从纠缠中脱身，留在我作为孩子的位置上。这样一来，所有的情绪都能够转化成智慧。而我所付出的那些代价让我成为今天的我。我幸福而满足地活出自己。如今什么才是重要的？爱与感恩。仅此而已。

Chap.
Twenty-one

第二十一章

量子物理学
讲座与演示

　　本场讲座举办于2018年巴西圣保罗"家族系统排列的DNA"大会期间，由索菲·海灵格和安赫莉卡·马尔皮卡（Angélica Malpica）主讲。

　　索菲：你们准备好了吗？这场大会的主题是"家族系统排列遇见科学"。还有谁能比一位科学家更适合回答我的问题呢？

　　安赫莉卡·马尔皮卡在索菲身边坐下。

　　索菲：这位是化学家、数学家、量子物理学家、生物学家、历史学家、老师，以及将海灵格科学这门科学带入培训、教育学和大学校园的第一人。我们都知道，公共教育机构中的每一个程序都是如此固化，一成不变。但是很快会有更多的新儿童出现，他们需要得到一种新的教育方法。因为当今，一个孩子已经知晓的东西是五十年或者一百年前连国王都无法知晓的。我们拥有通往一切的途径，只要我们愿意，就能知道所有的一切。那么自然而然地，一个孩子在学校可以通过卓越的知识代替一位老师，他会要求而且也能够剥夺某个老师的权力。这样一来，这位老师在班级中就会失去他的权威。

　　但是安赫莉卡从未停止她的探索之旅——我们如何用新的方式推动、支持、养育孩子们？在她的机构中有世界上将家族系统排列引入多个学科的第一所幼儿园、第一所小学、第一所中学和第一所大学。家族系统排列在他们提供的很多学习方向中都是至关重要的。学生的父母也全部参与其中。

当伯特通过家族系统排列发现作为家族基础的基本序位时，人们可能相信也可能不相信这些认知。除了个人经历的结果之外并没有任何证据可以证明它。但是对我们来说，很多看起来近乎奇迹的反馈就是证据。我们无所不知。每当有新的东西被发现，就会有专业同行出来阻止这个创新，捍卫他们耕耘的旧地盘。这也是为什么世界上在灵性方面有所成就的伟大人物必须得先出国，在国外得到认可后才能够返回自己的国家。比如西格蒙德·弗洛伊德（Sigmund Freud）从未在他的家乡奥地利得到认可。奥地利直到今天都没有一所公立大学叫作"弗洛伊德大学"。直到三四年前，才有一些弗洛伊德主义者和心理学家一起建立了一座私立大学，该大学与欧洲的让·莫奈大学（Université Jean Monnet）也有合作。

我关心的事情有很多，我总是想知道某个东西是怎么回事。然而伯特自己也无法把在家族系统排列中显示出来的新东西跟我解释清楚。他打开了通往某个维度的门，他说，"我观察再观察。它就是这个样子，于是我继续观察。我没有试图解释它的想法，我只是观看着"。

但是我当时——甚至现在——对此并不满意，我想真正了解它。尤其是当有人开始批评伯特的工作坊参与者人数时，我更加强烈地想要找到解释。让伯特和他的工作受到指责的主要方面是伯特在工作中没有承担完全的责任——批评者认为案主们在排列之后必须像在常规心理治疗中一样继续得到陪伴和照料，然而伯特一直拒绝做这件事。他解释，"我会指出问题的根源所在，但是不会让案主们依赖我。案主并非未成年人，我让他承担起自己的责任，自己去执行他的处理方法。这样他就能成长起来，成熟起来，并且知道什么行得通，什么行不通。我把这称为经验和个人的生命资本"。

同时，我观察到了一件事，即在伯特进行排列时，我坐在后面某个地方而且因为参加者众多而没有想过、也没有希望自己也能够进入排列，这才是最好的。

这样我就会专心致志地观察台上所发生的事情，而我的内在会因此产生特别深刻的理解和感动。是的，让自己袒露出来，允许自己被支配——这就是秘诀。

在一场排列中，无论是作为排列师还是作为代表，我都必须将自己"袒露"出来。然后神秘的力量就能在我的内在、在神性中流动起来。这是一位好的家族系统排列师必须具有的姿态。我还注意到另外一件事，聚精会神地观察排列进行的人数越多，就会有越复杂的事件出现，那么伯特就能有越多的新发现。上千人与三十个人创造出来的能量场是不一样的。这一点毋庸置疑。但是能量也必须集中并被导向某一个方向。

现在让我们谈谈物理学的第一定律。比如，如果将一个原子射入一根十千米长的地下管道，也就是欧洲核子研究组织（CERN）建立的目前世界上最大的粒子加速器，进行研究的话，我们不知道这个原子粒子将在什么时候、在哪里以及是否还会重新出现。它会不会分裂呢？科学家们发现，他们对发生的情况观察得越严密，粒子就会越早突然出现（随后再次消失），并且分裂得也越多，数量不断倍增。

家族系统排列中所出现的正是同样的过程。观察排列的人越多，排列中参与者的移动范围就会越大。而且每一个人都会"被移动"。

在源头海灵格家族系统排列——通常也被称为新家族系统排列中，我们不会说明每个人所代表的是谁或者是什么。因为在这种类型的排列中所涉及的是整个宇宙以及信息的量子场域，与空间和时间无关。每一个仔细观看的人都会使代表们体内和自己体内的原子产生移动。因为生命就是移动，静止则是死亡。那么现在我想问你，安赫莉卡，怎么会是这样的？

安赫莉卡：20世纪70年代末、80年代初的时候我在大学学习物理学。在这个时期，量子物理学——当时被称为"量子机制"或者"相对物理学"——是个新东西。我有一位老师讲过"贝尔定理"。它比能量和物质层面的常规观察高出一步。量子物理学指出了观察能量和物质的另一种方法，它是在亚原子物质的微观宇宙中进行的。宇宙中有空间，有能量，而且能量可以通过粒子表现出来。贝尔引入了一个非常重要的东西，就是物质与能量的相关信息，那大约是在1960年。贝尔是一位出色的物理学家，遗憾的是他去世了，无法继续探索了。

索菲：抱歉我打断了你，我在这里还想补充一下，不仅是空间，时间也会在排列中消失。就连时间都"没了"。

安赫莉卡：对，当然如此。贝尔也发现了这一点。也就是说，空间和时间都会消失。

索菲：我们在家族系统排列中的观察也是这样的。之后会怎么样？

安赫莉卡：最重要的是我们要意识到，我们从1960年开始就一直处在信息时代。而信息在有些方面无论与能量还是物质都没有关系。在这样一种信息得以显化的过程中即不存在时间也不存在空间。粒子彼此纠缠在一起。也就是说，一个粒子上发生的事情，会同步发生在另一个粒子上。

索菲：我们可以提一下奥地利物理学家薛定谔……著名的猫……薛定谔的猫……这就是你刚刚在解释的吗？

安赫莉卡：这里讲的是同步进行的现实。也就是说现实的叠加。那么，我可以在这里（她起身站在舞台上）生活着……

索菲：现在请大家好好注意一下。

安赫莉卡：……而（她向侧面迈了一步）在另一个层面我可能已经死了。

索菲：但是这意味着我也能够在另一个其他的维度继续活着！

安赫莉卡：而且（她向侧面又迈了一步）在另一个维度我可能个子高很多！

所有人都笑了，因为安赫莉卡的个子不怎么高。

索菲：那么现在，这个信息过程在家族系统排列中发生了！人们在1960年的时候还不能理解如何将信息下载到系统中。人们只知道

信息就在那里。这（安赫莉卡身后舞台上有一幅由成千上万个亮点组成的DNA图示，她指着其中一个很小的点）就是信息代码。家族系统排列的DNA就是一个代码。它是一条与这个源头相关的信息。细胞含有信息；血液带着这些信息在身体里流转；肝脏含有信息；我们会产生念头，它也是信息单元。今天我们不再讲能量或者物质单元，我们讲的是信息单元。这就是转变。现在这里就有"信息云"存在。（她指向空中，画了一个很大的圈。）

这里的每个人都与这片信息云相联结。当这些信息被组织起来的时候，它就会有更大的力量对系统施加影响。你只有把所有的注意力都放在这里，把你的中心放在这里（索菲指着自己面前的地板），才能下载在这里盘旋着的信息。

安赫莉卡：对，这一点才是决定性的。这才是关键。

索菲：不是在你写东西的时候；不是在你和旁边的人说话的时候——这样的话所有的信息都会从你身边溜走。你无法从空无的空间下载它。这就是为什么我们在源头海灵格家族系统排列师培训中如此重视"讲解期间不要做笔记"这件事。你在写字的同时是无法下载信息的，你在内在电脑关机的同时是无法下载信息的。内在电脑开机的意思是，"完全临居于当下"。

安赫莉卡：现在我们要谈到的是"观察者效应"。现实是由一位观察者制造出来的。现实只能由这位观察者在被观察的对象上面显化。我现在来做一个量子练习。

（安赫莉卡请上七位参与者站在舞台的右侧，又请上七位参与者站在舞台的左侧。他们没有获得应该如何站位的指示。所以有些人看向观众，有些人看向舞台背景，有些人瞄着舞台上自己这边的"同僚"或者另一边的"同僚"。这是一场具有创造性的"混乱"。）

安赫莉卡：我现在是观察者。（她转身背对着观众，然后向旁边迈了一步。）我现在也可以是案主。（她往回迈了一步，回到原来的位置。）我可以是观察者，（继续变换站位）又可以是案主。观察者，案主。（她向右转身，看向那边站着的人们。）那么，我作为观察者看着我过去的家族史。

我被纠缠住，被缠在（从椅子上拿起她的围巾）这些家族史里面（走向这群代表，将围巾放在一位代表肩上，然后用它缠住自己的脖子，转身背对着这群人）。

我掌握着整个家族史（指着身后七位代表）的信息：不公正、离婚、死亡、谋杀、堕胎、虐待、收养、暴力，等等。这是我的历史。现在，在这里（指着将她与一位代表相连的围巾）我联结到离我比较近的某个信息。但是我不往那里看。我只知道它在某处存在，但是对我来说它并不清晰。我只是感觉到某个东西在这里，很棘手，它在拉扯着我。我完全没有进行观察。（慢慢远离这些人）但是如果我现在想看看我的未来，（慢慢走向另一群代表，然后指着代表过去的人们）他们还会突然出现在未来我所在的地方（指着代表未来的人们）。不存在什么未来，而是这个过去，它"嗖——"一下突然出现在未来，或者说进入了未来。

我们在家族系统排列中做的是什么呢？案主来了，坐在我们身边，在我们眼前发生了一些什么。然后在排列中（直接面对代表过去的人们），案主观看着这个呈现出来的过去。

现在我有了一条清晰的信息。关于这条正在进入我未来的信息，我现在清楚了。现在，我明明白白知道，过去在这里发生过什么（抚摸着一位代表过去的人，又轻轻拍了拍另一位代表）。我知道这是些什么，那是些什么。我现在知道自己必须更仔细地看向这里，必须更仔细地看向那里；必须看看这里发生了什么，那里发生了什么。而且所有这些粒子都纠缠在一起（她用双臂摆出代表过去和代表未来的两群人之间的联结）。

现在，这些来自我的未来的纠缠粒子……（拉起一位代表未来的人，引着他来到代表过去的人群中，之后是第二位、第三位）来到了它们所属于的来自过去的粒子这里。现在这些信息正在组织的过程中，但是……

我刚刚跟索菲说，我刚才在这个演示中感觉到了一些什么，她对我说——对，这是另一个层面了。

当然，在这里总会有一些信息（用手在代表过去的人群方向做出一个示意包括的动作）是我还没弄清楚的。这些仍然不明朗的信息会出现在未来（走向人数变少了的代表未来的人群）。直至在某一个点，我又有机会再一次（再次向着代表过去的人群走去）看向它。

未来几乎都是过去。它们是同一条信息。

当我有了更多发现的时候，生命就有了意义！而且正如索菲所说，它是一个挑战。

索菲：也就是说，这个挑战可能是一种纠缠。比如，我有过一段伴侣关系，后来双方分开了，但是我们还是一直联结在一起，无时无刻——包括人生的整个未来。不管我们过着什么样的人生，他也好，我也好，我们都仍然会对当时给我们制造困难或者致使我们分开的信息有所反应。而且我们会不断重复过去。我们总会去寻找一位和前任一样的伴侣、一位会再次给我们带来同样痛苦的伴侣。

安赫莉卡：如果这里（指向代表过去的人群）有这样一条信息，那么它是没有时间的。我可以在这里过着过去的人生，也就是一种非常艰难的生活，我在其中还有某个问题没有解决，这样一来我就紧紧揣着这条信息进入未来。

仅从这方面来看，这个未来就是过去。那么在我前方的就是我的过去。但是还有另外的维度存在，那是真正的未来，也就是当下。如果我现在走出来（走向观众的方向，站到了舞台的边缘），你们当中的每一个人（指着观众）都是一个可能发生的未来。这与这些（指向过去和未来的代表们）没有任何关系。你们就是充满各种可能性的世界。

索菲：而且如果这（指向观众）是可能性的世界，那么我要选择哪种可能性？只选择那个被我赋予意义的可能性！

在这些可能性中，有那么多是我完全不感兴趣的。但是如果我在这里给某一个特定的可能性赋予了一个意义，那么就会有新的东西发生。

安赫莉卡：绝对如此！它充满了神秘，也让人无从确定，但是就是这样。

索菲：所以我们总是向前走，走进过去！向前进入过去。

安赫莉卡：正是如此。这再一次解释了我刚刚所说的话，"过去的未来或者未来的过去。过多的过去。太多的人生，太多的历史"。卡洛斯·卡斯塔尼达（Carlos Castaneda）笔下唐·璜（Don Juan）的教义是，"我们必须抹去自己的个人史"。

索菲：也就是说，你在你的历史中赋予了什么样的意义，那就是你的现实。不是我的，是你的。

安赫莉卡：正是如此。而且意义就在这里（在舞台上代表过去与未来的人群之间画了一个圈）。在那里（指向观众）一切都是中性的，那些"只是"各种可能性，那是可能性的场域。在那个场域中，我突然看见一个可能性，而且这个可能性就是我的未来。但是它与这些（再次指向代表过去和未来的人群）没有任何关系。这就是"量子的秘密"——未来是不确定的！它充满了神秘！

我无法把它想象出来。因为我能够想象的是这个信息（指向代表过去的人群），它是我对那里（指向代表未来的人群）的想象！在这个场域里，我在代表我的过去和未来的两群人之间移动。但是，如果我能够"清空"这些信息，也就是所谓的忘记它，并且拓宽我的感知，那么我就能去看我还从来没有看过的东西。我们是一种处理多重信息程序与信息复合体的量子生物有机体，但是我们却控制不了自己。我们控制不了空无，控制不了大脑。

如果我们现在向自己的母亲发送一条这样的信息（用中指比画一

种粗俗的动作），这有一点儿像"我不需要你，妈妈"，那么我就陷在这个信息里面出不来。我还能做什么呢？……

（安赫莉卡沉默下来，深深地吸气，呼气……）

……一秒钟都不到，我就空下来了。

索菲（对观众们）：这个知识在以前并不是什么秘密，在两千五百年前就不是秘密。赫拉克利特（Heraclitus）当时说过，"如果你有意识地进行呼吸，所有的原子就会对准同一个方向"。这是什么意思呢？你是健康的！向宇宙的实相看齐，这在两千五百年前就是有效的。

那么这对你们来说是什么意思呢？

当一个人仔细观看一场并不是他自己个案的排列时，他观看的就是他自己的排列！因为他观看的是他自己的过去。

所有人都有相同的信息场，每个人都有相同的机会。我们今天能够认知到这一点。很多孩子出生时嘴里含着金汤匙，却丧生于酒精和毒品。而另一些孩子没有任何人关心和照顾，出身贫寒，反而能够达到极致。每个人对所发生的事赋予的意义是什么，他就能达到什么。

在这里（指向舞台上代表过去的人群），你也是这个过去的一个部分。而且你曾经是、现在仍然是这个（指向舞台上代表未来的人群）未来的一部分。因此我说，目前为止没有任何其他能比家族系统排列更加有效地改变你内在意识的工具。我们在没有空间也没有时间存在的信息场中移动。它是被伯特打开的。当然，人类现在还没有完全准备好，毕竟不是每个人都是量子物理学家或者理论物理学家。

安赫莉卡：20世纪80年代的时候，我的一位老师总是说量子物理学没有未来。要知道，如果公民作为观察者观察着我们的现实，政府对此是不感兴趣的。如果我们学会看我们的历史，观察它，那么我们会解放自己，会变得负责。

就是在今天的大学物理学专业课程里、物理学课程表里，我们通常也只能在最末位找到一门很小的课程"量子物理学"。老师们因为经常没有时间把所有的课程完整地讲完，所以孩子们也不知道什么是量子物理学。

如果我现在在这里问大家，谁知道量子物理学。举手的人寥寥无几。

我们可以去谈同时性叠加，去谈波粒对偶性以及很多的东西。

量子物理学实际上是马克斯·普朗克（Max Planck）于1900年在德国首次提出来的。它时至今日都还没有成为必修课。但是我们每天都在运用量子物理学，比如在我们的智能手机上。2007年，史蒂夫·乔布斯（Steve Jobs）设计出智能手机iPhone，直到十一年前我们才具备了连接上信息云的能力。这款智能手机还不能算是"量子的"，它还不算。但是我们算。也就是说，我们将自己联结到信息场。但是我们必须调整自己，使自己与之同频。

索菲：对，我们必须探出我们的"天线"。现在已经有进入测试运行的"虚拟"计算机了。我们怎么在一部虚拟计算机上工作呢？（用手指敲了敲面前她想象中的按键）

安赫莉卡：图像是通过信息处理过程生成的。想要让计算机变成

"量子的"，只缺一个很小的东西。一台量子计算机可以在同一时间处理所有的信息。而最重要的是，家族系统排列的过程已然是"量子的"了。因为这里所有的代表（用手臂画了个圈，示意包括舞台上所有人）、所有的元素都是"量子的"，我们所有人都是"量子的"。也就是说当你观看一场排列的时候……

索菲：如果你能够再多解释一下什么叫"量子的"就更好了。

安赫莉卡："量子的"的意思是，在一个非常、非常、非常小的空间里包含着无限多的信息。而且我们有各种量子过程……

索菲：身体有五十万亿个细胞，其中每个细胞内又有数兆个过程。

安赫莉卡：如果这些纠缠的信息（用手臂画出一个椭圆形，将代表过去和未来的两群人包在里面）处于平和的状态，我就能有一些时间（她转身面向观众）看向可能性的世界。进化和未来就在那里。

通过这些经验（再次指向代表过去的和未来的两群人），我变得更加强大，而且我可以去看向我的未来。在这些可能性当中，我看到了一些什么（指向观众中的一个人），并且可能通过它实现某个现实；或者（她指向观众中的另一个人）实现另一个现实。但是这两个现实都充满了神秘的信息，因此我此时怀有很大的恐惧。

她再次转身，走向代表过去的人群。那么我宁可往这里看，或者（走向代表未来的人群）往那里看。这是家族系统排列的DNA赋予我的。然后（转向观众）我就有足够强大的力量，可以往这些可能性看去。

　　我现在身在巴西这件事，并不曾出现在这边（指向代表过去的人群）。我之前根本想象不到！

　　那么这里，巴西（再次转身，指向观众中的一个人）是神秘的，这里有未来存在。而那些充满了神秘的、不确定的、把握不了的东西，就是"坏的良知"。

　　（她再次转身，面向舞台的方向。）生命在这里，而且，如果我们允许自己（转身面向观众），它也就在这里！我们现在所说的是作为信息单元的新现实。所有的一切都是信息。我们身处信息的时代。我们身处家族系统排列的时代。

　　索菲：如果你们现在对此仅仅理解了一部分——而且我们还要考虑到我们身体的90%都是由相同的颗粒组成的，就像是这块（她踩了踩舞台边缘）木头，由碳、氢、氮、氧组成——那么你们现在必须开始用不同的角度思考问题。

　　安赫莉卡：这就是未来。

　　索菲：那么我们未来要如何进行排列呢？当排列师排列一个人的过去时，他应该怎么做？当他跟随一条信息移动，或被导向一个相反方向的时候，会怎样呢？这个新的移动也被存入信息场，这样这个新的移动就会在排列中出现，并且在以后引起很大混乱。因此我总是一次又一次推荐——如果你坐在下面（意思是坐在观众席中）观看，你是位于安全的地方，你的量子体会吸收排列发出的适合你的频率，产生共振，对你进行疗愈，而且这个过程会在你的体内继续下去。请信任你的心。

你还需要氧气。正确的呼吸能够让你永久地连接到这个无限永恒的信息场。当你学会了它，你也就能够提出确切的问题。再然后，你就不再拥有过去，只拥有当下，因为你在深夜里下载了完整的信息。

接下来，你就只需要学习每天去使用它、实践它。那么哪里还有什么"阻抗"？阻抗在哪里呢？

你是如何伤害你自己的呢？你通过继续各种指责被牵绊在过去，或者总是做着未来的梦。

看看站在你对面的人，看着他的眼睛，看到在他身上流淌着的神性。当另一个人还无法看到这些的时候，你在内在对他说："这就是这个样子。"我承认一切，如其所是。仅此而已。你不再需要生气或者反击，这是最低的层面。这个层面对你的智慧来说太低了。

很好。让我们共同前行，进入一个新的未来，进入一段新的人生，进入一种新的爱，带着新的喜悦、新的健康、新的成功，进入无限的自由。

谁与我们同行？

图书目录

索菲 · 海灵格著作

Das eigene Glück. Band 1. Hellinger Publications, Bischofswiesen 2018.

Das eigene Glück. Band 2. Hellinger Publications, Bischofswiesen 2019.

Cosmic Power. Familienstellen und Corona-Virus. Hellinger Publications, Bischofswiesen 2020.

Erfolgreich werden, erfolgreich bleiben. Hellinger Publications, Bischofswiesen, to be printed.

Die Paarbeziehung. Hellinger Publications, Bischofswiesen, to be printed.

In memoriam Bert Hellinger. Hellinger Publications, Bischofswiesen, to be printed.

《成功人生的问与答》. Hellinger Publications, Bischofswiesen, to be printed.

伯特 · 海灵格著作

Finden, was wirkt. Kösel-Verlag, München 1993.

Vom Himmel, der krank macht, und der Erde, die heilt. Kreuz-Verlag, Stuttgart 1993.

Familien-Stellen mit Kranken. Carl-Auer-Verlag, Heidelberg 1995.

Die Mitte fühlt sich leicht an. Kösel-Verlag, München 1996.

Anerkennen, was ist. Kösel-Verlag, München 1996.

Verdichtetes. Carl-Auer-Verlag, Heidelberg 1996.

Anerkennen, was ist. Zusammen mit Gabriele ten Hövel. Kösel-Verlag, München 1996.

Schicksalsbindungen bei Krebs. Carl-Auer-Verlag, Heidelberg 1997.

In der Seele an die Liebe rühren. Carl-Auer-Verlag, Heidelberg 1998.

Haltet mich, dass ich am Leben bleibe. Carl-Auer-Verlag, Heidelberg 1998.

Wo Schicksal wirkt und Demut heilt. Carl-Auer-Verlag, Heidelberg 1998.

Wenn ihr wüsstet, wie ich euch liebe. Knaur-Verlag, München 1998.

Wie Liebe gelingt. Carl-Auer-Verlag, Heidelberg 1999.

Was in Familien krank macht und heilt. Carl-Auer-Verlag, Heidelberg 2000.

Wo Ohnmacht Frieden stiftet. Carl-Auer-Verlag, Heidelberg 2000.

Kindliche Not und kindliche Liebe. Carl-Auer-Verlag, Heidelberg 2000.

Wir gehen nach vorne. Carl-Auer-Verlag, Heidelberg 2000.

Religion, Psychotherapie, Seelsorge. Kösel-Verlag, München 2001.

Mitte und Maß. Carl-Auer-Verlag, Heidelberg 2001.

Heilt Demut-wo Schicksal wirkt? Profil-Verlag, München 2001.

Liebe am Abgrund. Carl-Auer-Verlag, Heidelberg 2001.

Der Abschied. Carl-Auer-Verlag, Heidelberg 2001.

Entlassen werden wir vollendet. Kösel-Verlag, München 2001.

Ordnungen der Liebe. Carl-Auer-Verlag, Heidelberg 2001.

Die größere Kraft. Carl-Auer-Verlag, Heidelberg 2001.

Die Quelle braucht nicht nach dem Weg zu fragen. Carl-Auer-Verlag,

Heidelberg 2001.

Mit der Seele gehen. Herder-Verlag, Freiburg im Breisgau 2001.

Liebe auf den zweiten Blick. Herder-Verlag, Freiburg im Breisgau 2002.

Der Austausch. Carl-Auer-Verlag, Heidelberg 2002.

Der Friede beginnt in den Seelen. Carl-Auer-Verlag, Heidelberg 2003.

Liebe und Schicksal. Kösel-Verlag, München 2003.

Ordnungen des Helfens. Carl-Auer-Verlag, Heidelberg 2003.

Gedanken unterwegs. Kösel-Verlag, München 2003.

Gottesgedanken. Kösel-Verlag, München 2004.

Das andere Sagen. Carl-Auer-Verlag, Heidelberg 2004.

Rachel weint um ihre Kinder. Herder-Verlag, Freiburg im Breisgau 2004.

Der große Konflikt. Goldmann-Verlag, München 2005.

Ein Langer Weg. Kösel-Verlag, München 2005.

Liebes-Geschichten. Hellinger Publications, Bischofswiesen 2006.

Dankbar und gelassen. Herder-Verlag, Freiburg im Breisgau 2006.

Erfülltes Dasein. Herder-Verlag, Freiburg im Breisgau 2006.

Innenreisen. Kösel-Verlag, München 2007.

Natürliche Mystik. Kreuz-Verlag, Stuttgart 2008.

Glück, das bleibt. Kreuz-Verlag, Stuttgart 2008.

Die Liebe des Geistes. Hellinger Publications, Bischofswiesen 2008.

Alles ist weit. Hellinger Publications, Bischofswiesen 2008.

Gedanken, die gelingen. Hellinger Publications, Bischofswiesen 2008.

Meine Geschichten. Hellinger Publications, Bischofswiesen 2009.

Wahrheit in Bewegung. Hellinger Publications, Bischofswiesen 2009.

Das reine Bewusstsein. Hellinger Publications, Bischofswiesen 2009.

Worte, die wirken 1. Hellinger Publications, Bischofswiesen 2009.

Worte, die wirken 2. Hellinger Publications, Bischofswiesen 2009.

Erfolge im Leben, Erfolge im Beruf. Hellinger Publications, Bischofswiesen 2010.

Erfolgsgeschichten im Unternehmen und im Beruf. Hellinger Publications, Bischofswiesen 2010.

Themenbezogene Unternehmensberatung. Hellinger Publications, Bischofswiesen 2010.

Geführt. Hellinger Publications, Bischofswiesen 2010.

Erfüllt. Hellinger Publications, Bischofswiesen 2010.

Angekommen. Hellinger Publications, Bischofswiesen 2010.

Gelebte Mystik. Hellinger Publications, Bischofswiesen 2010.

Aufgewacht. Hellinger Publications, Bischofswiesen 2010.

Einblicke. Hellinger Publications, Bischofswiesen 2010.

Rilkes Deutung des Daseins in den Sonetten an Orpheus. Hellinger Publications, Bischofswiesen 2010.

Das geistige Familienstellen. Hellinger Publications, Bischofs wiesen 2010.

Ordnungen der Liebe. Hellinger Publications, Bischofswiesen 2010.

Die Heilung. Hellinger Publications, Bischofswiesen 2011.

Sonntagspredigten. Hellinger Publications, Bischofswiesen 2011.

Meditationen. Hellinger Publications, Bischofswiesen 2011.

Lebenshilfen aktuell. Hellinger Publications, Bischofswiesen 2011.

Spurensuche. Hellinger Publications, Bischofswiesen 2011.

Wegbegleiter. Hellinger Publications, Bischofswiesen 2011.

Glück, das bleibt. Neuauflage, Herder spektrum Verlag, Freiburg im Breisgau 2012.

Mitgenommen. Hellinger Publications, Bischofswiesen 2012.

Offen. Hellinger Publications, Bischofswiesen 2012.

Das neue Bewusstsein. Hellinger Publications, Bischofswiesen 2012.

Lichtblicke. Hellinger Publications, Bischofswiesen 2012.

Nehmen. Hellinger Publications, Bischofswiesen 2012.

Die Kirchen und ihr Gott. Hellinger Publications, Bischofswiesen 2013.

Erweiterte Lebenshilfen. Hellinger Publications, Bischofswiesen 2013.

Wege in eine andere Weite. Hellinger Publications, Bischofswiesen 2013.

Kindern in die Seele schauen. Hellinger Publications, Bischofswiesen 2013.

Erziehung heute. Hellinger Publications, Bischofswiesen 2013.

Neue Geschichten 1. Hellinger Publications, Bischofswiesen 2014.

Neue Geschichten 2. Hellinger Publications, Bischofswiesen 2014.

Neue Geschichten 3. Hellinger Publications, Bischofswiesen 2014.

Neue Wege des Familienstellens. Hellinger Publications, Bischofswiesen 2015.

Das Familienstellen im Dienst des Friedens. Hellinger Publications, Bischofswiesen 2015.

Höre, mein Herz. Hellinger Publications, Bischofswiesen 2015.

Lauter Liebe. Hellinger Publications, Bischofswiesen 2015.

Bert Hellinger. Mein Leben. Mein Werk. Ariston-Verlag, München 2018.

联系方式

网站：www.hellinger.com

邮件地址：publications@hellinger.com

海灵格店铺（索菲与伯特·海灵格的**CD**、**DVD**与书籍）：
　　http://amazon.de/hellinger

视频点播：https://vimeo.com/hellingerpublications

Facebook：https://www.facebook.com/hellingersciencia

Youtube：https://www.youtube.com/hellingerschule

获取更多信息以及海灵格学校世界各地课程可访问网站：
www.hellinger.com。